不得已的鬥士

台灣安寧緩和醫療第一線紀實

吳承紘／
關鍵評論網　著

推薦序一

一場必要的生命課題

蔡兆勳（臺大醫院家庭醫學部主任、臺灣安寧緩和醫學會理事長）

每一個人從呱呱落地就開始走向老化及死亡，這是不可避免的！這就是每一個人的人生之旅。因此，學會面對死亡，就可以學會生活，才能懂得生命！

不可諱言的是，面對死亡是我們每一個人最困難的功課，也是最嚴峻的考試。特別是罹患嚴重傷病的人，在疾病進行過程，不僅肉體飽受疾病的摧殘，心理和心靈上的影響更是至深至巨。親愛的家人在照護陪伴的過程中，身心靈同樣飽受衝擊。尤其是在死亡已經不可避免、生離死別的關鍵時刻，全家人更是不知所措，無頭蒼蠅或熱鍋上的螞蟻都不足以形容。有鑑於此，如何協助每一個人平靜安詳地離開人生舞台，是醫療照護很重要的一環。安寧緩和醫療就是在這樣的背景下孕育而生的。希望透過身體症狀的緩解、心理情緒的支持、靈性關懷陪伴，協助有生命威脅的病人善終，家屬哀傷獲得撫慰。諸多文獻已經證實這樣的醫療照護能夠有效改善病人的生活品質，避免病人痛不欲生，走向自殺或尋求安樂死。可是面對死亡是何等困難，即使台灣安寧緩和醫療品質已經是亞洲第一、世界第六，仍有許多民眾對它有所誤解，聞之卻步，甚至視為洪水猛獸，殊不知它的本質是溫馨的關懷陪伴。

本書經由作者一到兩年長期深入的訪談及觀察，真實記錄三位病人在疾病進行及治療的過程中，歷經病痛折磨卻仍堅強以對，不僅令人感動，更是鼓勵人心。書中深入描述三位主要人物在人生的不同階段，受到病魔摧殘，卻沒被打敗，他們如何在家人溫馨的支持下，堅毅地向前走。而他們的家人在內心的煎熬與掙扎下，又是如何共同攜手克服每一個難關，充分展現家人愛的力量。同時作者對醫療團隊陪伴病人及家屬的過程也是刻畫入微。本書的特色不僅有栩栩如生的文字描述，而且另有真實的影片紀錄，內容感人肺腑，相信對民眾面對死亡的態度，一定有很好的啟發作用。

藉著這三個故事再次印證了，不是我們告訴病人生命是有意義，而是用我們的愛與關懷讓病人覺得生命有意義。因此安寧緩和醫療團隊人員從接觸病人及家屬開始，透過各種方法與病人及家屬建立信任的關係，繼而在陪伴過程中協助病人及家屬面對死亡，當中陪伴病人進行生命回顧，進而肯定自己，或協助病人化解衝突、追求圓滿，或完成心願，或與家人朋友互道——謝謝你、對不起、我愛你、再見，或啟發病人感恩、慈悲、喜捨等內在力量。正如聖嚴法師開示的「面對它、接受它、處理它、放下它」。唯有協助病人找到生命的意義、價值和目的，才能讓病人的心靈成長獨立與超越死亡，這也是克服面對死亡恐懼的不二法門。

病人家屬很痛苦，善終目標很崇高，醫療人員很辛苦。希望透過這三位病人面對死亡過程的詳實報導，能讓民眾對生命末期照護的目標有深刻的了解。同時，可以提早做好面對死亡的準備，將有助於每個人的人生規劃，也更能體會「學會面對死亡，就可以學會生活，才能懂得生命！」的真諦。

推薦序二

那些不得已的鬥士們，教我們如何面對生命

朱為民（臺中榮總老年醫學、安寧緩和專科醫師）

讀著《不得已的鬥士》書稿，我突然想起，前幾年照顧過的一位病人，和他淚流滿面的女兒。

死亡的真面目

二〇一六年，我剛剛升任緩和療護病房的主治醫師，遇到了張大哥。六十三歲的張大哥是肺癌末期的病人，他來到我們安寧病房時，已經全身骨頭轉移合併腦轉移了。他瘦成跟皮包骨一般，因為腦轉移的緣故，意識在半夢半醒間浮沉，但是因為肺部被腫瘤吞噬到幾乎無可換氣的肺部組織，所以只要他一醒來，鋪天蓋地吸不到氣的感覺就會如潮水般襲來。他開始大叫，其實也不算真正的大叫，因為他太虛弱了，所以他的吶喊，旁人聽起來只像是

呻吟。

他不是我主治的病人，但我在假日值班時遇到他和他的女兒。我永遠不會忘記，他那約莫三十多歲女兒，在我走到張大哥床邊的時候，站起來跟我說：「醫師，我覺得爸爸清醒的時候，他好緊張，呼吸就會開始急促起來。他好喘，但卻又不知道怎麼辦，他會一直瞪大眼睛看著我，抓著我的手。我不知道該怎麼辦才好，醫師，你可不可以用藥物讓他睡著，讓他不要這麼辛苦，好不好？」他女兒說著說著愈來愈激動，也抓起我的手，彷彿是一艘海上失了方向的小船，好不容易找到一個避風港。

我看著他那眼眶泛紅的女兒，心中充滿著不捨，說出四個字：「妳還好嗎？」

這四個字彷彿打開了某個開關，她的淚水潰堤，看得出很用力想要強忍住，但沒有辦法。她說：「醫師，我沒辦法，我真的沒辦法！」

我和護理師陪她哭了一會兒，陽光灑落在她和父親的身上。

這就是死亡陰影，死亡總有一天會席捲我們身旁的每個人，讓每個人都很辛苦。但我們並非一點辦法都沒有。關鍵在於，有沒有準備好？

安寧緩和醫療在台灣遇到的難題

我一直認為，走到最後，每個人都需要安寧緩和醫療，因為每個人都會死亡。

安寧緩和醫療在世界以及台灣的起源，在《不得已的鬥士》第一章說明得非常清楚。但是，即使時間來到了二〇一九年，台灣安寧療護已經推動了三十年，還是遇到了很多問題和難題。例如，很多民眾對安寧緩和醫療還是不理解，甚至是汙名化，認為「安寧」就是「等死」、「放棄」、「什麼都不做」的同義詞。於是，即使原科的主治醫師有意願，很多病人仍不願意轉到安寧病房，或是不願意自己的家人轉到安寧病房。很多時候，我去看會診，甚至無法一開始就自我介紹自己是「安寧醫師」，因為很多家屬會馬上露出「不歡迎」的臉色，甚至有遇過馬上請我出去的。我只好介紹自己是「症狀控制小組」的醫師，「來協助您控制症狀」。

整體社會對於死亡的恐懼和不願意討論，常常導致很多末期的病人家屬，在我們去看會診的時候，一邊跟我們擠眉弄眼，一邊搖頭，試圖暗示我們不要把「病人快要死掉」這件事情告訴本人。正如同《不得已的鬥士》第一章所述，我小的時候，也不敢把筷子直挺挺插入飯裡，因為不吉利；我小時候也不敢用紅筆寫自己的名字，因為不吉利；至今依然有很多商業大樓，甚至是醫院，沒有四樓，因為不吉利。死亡，不正是每個人生命中一定會遇到的事情嗎？為什麼我們不能用一種正確的態度來面對它？

懂得死亡，更懂得生命

身為一位老年醫學和安寧緩和專科醫師，我從《獨老者的餐桌》就開始關注承紘的作品。承紘兼具理性與感性的視角總是可以看到被報導者不常顯露出的一面，而那些面向往往是最富生命力的。後來，我們甚至一起上了電視節目，我也很榮幸能成為他新書中訪談的對象之一。

我自己寫書，也愛看書，但我認為《不得已的鬥士》這本書，是目前台灣少見以安寧緩和醫療為主軸，且貼身實地採訪患者生活細節的細膩文學作品。書中的幾個故事，也許不曾接觸安寧療護的讀者讀起來會覺得很悲傷、很難過，不知該如何面對。但，那其實就是我們工作的日常，更是每一個人的最後一段路的縮影。唯有對死亡多一分了解，我們才知道要如何做更好的準備。

回到二〇一六年，我後來幫張大哥加上了臨終鎮靜的治療，他開始熟睡，不那麼喘了，女兒的情緒也和緩許多。我也請了病房的心理師來跟女兒做了幾次的心理諮商，了解他心中的壓力與不捨。在他最後彌留的時刻，由於張大哥全家都是虔誠基督徒，於是病房的關懷師到床邊帶領全家人為張大哥禱告。

張大哥在全家人的陪伴下離開了，他得到了善終嗎？老實說，我不知道，每個人對善終的定義都不一樣。但是我確信的是，因為有安寧緩和醫療團隊的陪伴和治療，張大哥和家人在他人生的最後一段路，離「生命的圓滿」又更近了一些。

死亡，也會是「生命的圓滿」的一部分。

誠摯地向大家推薦這本書。

目錄
contents

Part 1

長路

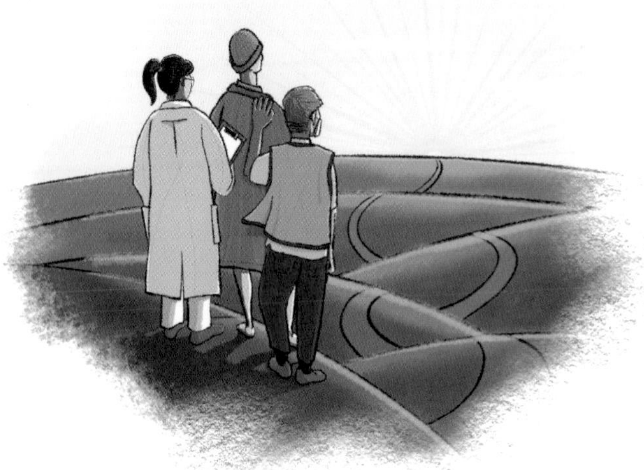

你是重要的，因為你是你。即使活到最後一刻，你仍然是那麼重要。我們會盡一切努力，幫助你安然逝去，但也會盡一切努力，讓你活到最後一刻。

You matter because you are you. You matter to the last moment of your life. We will help you not only to die peacefully, but to live until you die.

——安寧醫療之母 Dame Cicely Saunders

「有沒有問題？」

星期一上午接近九點，在臺大醫院新院區六樓緩和醫療病房只有兩張長桌，不到六坪的小會議室裡，家庭醫學部主任蔡兆勳一邊收拾電腦準備結束今天的晨會，一邊詢問在座包含醫學生、住院醫師、總醫師和其他醫院的研修醫師，共八位聽課的學員，大家是否還有任何問題。

個子不高，身穿醫師長袍，打著領帶的蔡兆勳，不笑或思考的時候嘴巴會習慣性地往下抿，看起來很有傳統醫師的威嚴。不過，一旦說起話來，他國台語夾雜且略帶腔調的口音，以及豐富的手勢卻給人一種親切阿伯的感覺，這是我喜歡聽他課的原因之一。原本不認為自己可以當醫生的蔡兆勳，醫學系畢業後打算選擇病理科，因為「病理科不用看人」，但在家人一面倒反對之下，就選了當時訓練時間最短的家醫科，沒想到卻「越來越有感覺」。

二〇一七年是他進入安寧醫療第二十年，或許是這樣的特質，知名主持人豬哥亮去世前二十天有安寧療護團隊的陪伴，負責的醫師正是蔡兆勳，兩人因此建立起一段友誼。對於臺大醫院6A緩和醫療病房的病人而言，「蔡主任」出現在病房裡，往往就是安心的保證，再怎樣困難的病人，在他面前大多能就此平靜下來。

不過，可能是小說或電視看太多，原本我以為的課程，會是那種醫師學生們在座位上正襟危坐，教授在台上嚴肅地上課的場景。但實際上，蔡兆勳上課的風格是嚴肅帶著輕鬆，因為每個聽課的人時程都不大一樣，尤其需要值夜班的住院醫師，常常一有狀況便整晚沒睡，值完夜班後如果已經接近上課時間，只好硬著頭皮直接過來上課，所以一邊吃早餐一邊上課是很平常的事。

蔡兆勳開始聊起星期天他去演講的事情，用來打發下課前整理電腦的空檔，不過大夥沒有什麼動靜，也沒有人起身先離開。

「我演講也希望大家會給我一些回應……呵呵，劉奕在笑。」蔡兆勳笑著對一位坐在我對面的醫師說，眾人紛紛竊笑。

「不過是……其實是真的有問題就是……」每次上課幾乎都戴口罩、穿著綠色值班服，笑口常開的這位年輕醫師，是一個月前剛從萬芳醫院來臺大家醫部進行研修的劉奕。

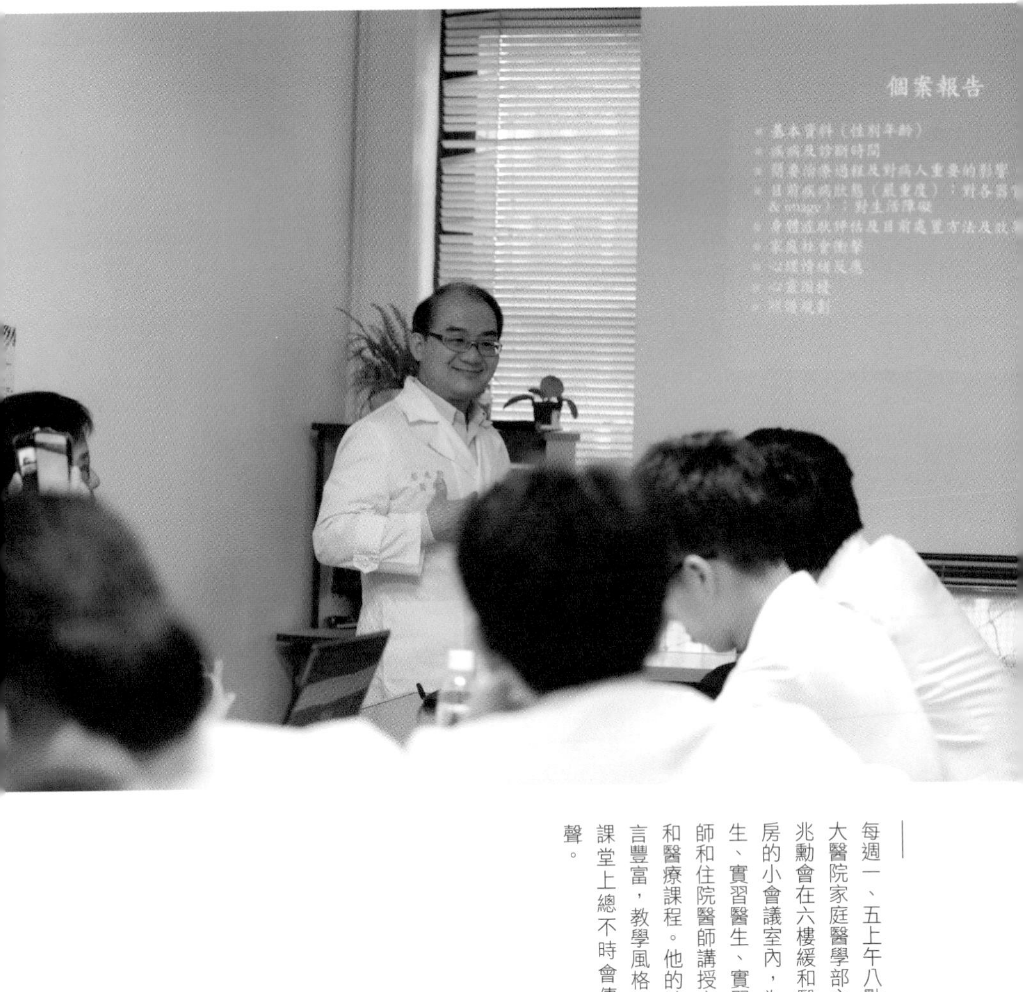

每週一、五上午八點，臺大醫院家庭醫學部主任蔡兆勳會在六樓緩和醫療病房的小會議室內，為醫學生、實習醫生、實習心理師和住院醫師講授安寧緩和醫療課程。他的肢體語言豐富，教學風格活潑，課堂上總不時會傳來笑聲。

「真的有問題？」蔡兆勳停下手邊的動作問道。

「嗯，不過這個問題可能……」劉奕笑著說。

「問題很大？」

「我覺得還滿大的。」

「你稍微講一下，」蔡兆勳要劉奕說下去，其他人的目光此時都往劉奕身上投射，「我很容易聽懂問題，為什麼？因為我一直在接觸這些事情，所以你可能講幾句話我就聽懂是什麼事情。」

「就是……不知道主任能不能再說一下，」劉奕有點靦腆，把「說」字念成誇張的捲舌音。「就是……」劉奕尷尬地笑著，硬著頭皮問：「安樂死跟安寧緩和療護，最大的差別，到底在哪？」

聽到這個問題，我嚇了一跳，想起前幾天上課前和上課的醫師們閒聊時，我問他們對安樂死的看法是怎樣，一位醫師對我說，不是只有某一位醫師反對，是所有醫師公會的醫師都反對。

「差別是什麼啊……」蔡兆勳像是在反問自己，似乎對劉奕問這個問題感到訝異，卻又不感到意外。

安寧緩和療護與安樂死

「對，」劉奕接著回答，「因為，比如說像我們決定這個病人不要打抗生素，或者說不要輸液，其實就我自己的感覺，我也有點變相在給他……」

「安樂死？」蔡兆勳接話。

「安樂死，只是時間的問題而已，」劉奕點頭，「安樂死當然是一瞬間把他……cancel掉，但如果這個病人真的well prepare for anything，然而他就是不喜歡後面的痛苦……」劉奕想了一會兒接著說，「嗯，因為像我之前那個（病人）……」

蔡兆勳似乎也想藉這個機會，幫在場的醫師跟醫學生們釐清安樂死和安寧緩和療護的差異所在，「這裡大家要聽清楚有什麼不一樣。」

上課那天是二〇一七年十二月四日，一個月前的十一月七日，因為胰臟癌末期而積極推動安樂死法案的八十四歲知名體育主播傅達仁，原本已經通過安樂死的資格，在這天抵達瑞士準備執行，卻在十天後因為不捨家人而返回臺灣，不但讓安樂死議題再度成為熱門話題，也對推行將近三十年的安寧緩和療護造成衝擊。身處早在一九九五年便已開始推行安寧緩和療護的臺大家庭醫學部，對剛接觸這個專業領域的劉奕或其他醫師來說，安樂死不是一個禁忌的話題。

根據我不是很精確的觀察，年紀在蔡兆勳以上的醫師，似乎一面倒地反對安樂死，但年輕醫師的態度就比較開放。有趣的是，一九七六年九月三日的《中國時報》引述華盛頓大學的安樂死態度調查，發現近半數的「青年醫護人員」（不過這個報導並沒有定義青年醫護人員的年紀）贊成「積極安樂死」，九成贊成「消極安樂死」。而教授級的醫師和年長的醫師（同樣地，也沒有定義何謂年長醫師），則只有不到二成贊成積極安樂死，接近九成的人贊成消極安樂死。當時對安樂死的看法主要分為積極安樂死和消極安樂死。前者就是一般人所熟悉的以人為方式讓患者提前死亡，後者則是停止一切可以延長患者死亡的醫療措施，讓患者自然地結束生命。

那一年的三月三十一日，美國紐澤西州最高法院七位法官史無前例地判決，因減肥而服用過量鎮靜劑導致昏迷將近一年的二十二歲女子凱倫・昆蘭（Karen Ann Quinlan），只要由醫師組成的評估小組認為昆蘭「沒有康復的希望」，則可以合法「移除」人工呼吸器，不構成犯罪，成為美國史上第一個安樂死判例（事實上這不算是安樂死），以及討論死亡權的開端。先前她的父親曾提出移除女兒呼吸器的訴訟，但遭到駁回。在這個判例之後不久，同年九月美國加州通過《自然死法案》（Natural Death Act），推動「生預囑」（living wills）（又被稱為生前預囑，或「預立指示」、「預立醫囑」，Advance Directives，AD），意思是在健康的時候可以用書面表達面臨死亡時的醫療決定，比如接受或拒絕急救。由於這幾個事件，讓安樂死議題在一九七六年的時候占據世界各國的媒體版面，臺灣也不例外。

我不確定在醫院，特別是在安寧病房提出安樂死的問題是不是禁忌，但年輕的醫師們似乎有些緊張。

「就是，他已經準備好任何事情，然後也跟家屬交代所有後面的事情了，但是他就是不想要後面的痛苦。」劉奕繼續說。

劉奕剛到臺大家醫部沒多久，負責照顧的一位四十多歲的癌症末期病人，他因為肚子滿是腫瘤並擠壓兩側的輸尿管，導致尿液無法排出而漸漸腎衰竭，同時還壓住腸子引起惡性腸阻塞，不管吃什麼東西都會吐出來。劉奕向他解釋這兩種症狀可能的處理方式，但不管怎樣最後都會導致死亡，只是兩者的死去方式會有所不同，就看病人要選擇哪種方式對他最不痛苦，最有尊嚴。劉奕後來告訴我，其實那時候他還沒有在醫院見過惡性腸阻塞的病人會發生什麼事，只有在教科書上讀過而已。

我想到劉奕照顧過的另外一位類似狀況的個案，五十多歲的男性胰臟癌末期病人。因為他不管自己的惡性腸阻塞有多嚴重，怎麼吃怎麼吐卻還是想要吃生魚片，所以我叫他「生魚片老爹」。不知道他現在怎樣了。

「他其實怎麼死就是兩條路，一條就是腎衰竭死，一條就是惡性腸阻塞死，那他當然後來是選擇腎衰竭死，因為他不要放Double-J（雙J型輸尿管導管，英文全名為double-J ureteral stent，是放在輸尿管內做暫時性支撐和引流的管子），讓腎臟的尿液引流。」

「我想起來了，有提到說兩邊水腎那位？」蔡兆勳問。

「對。然後，因為他有一幕展現出他惡性腸阻塞的痛苦，就是他跟我說他最大的希望就是，跟家人吃一頓buffet，快快樂樂吃一頓buffet，然後之後就掛掉這樣子……」

「他的希望？」蔡兆勳似乎不知道有這一段過程，反問劉奕。

「對，他的希望。」劉奕回答，「然後，有一天早上我看到他在吃便利商店的飯糰，然後我也不知道為什麼，他竟然跟我說他最喜歡吃的就是便利商店飯糰……」包含劉奕在內，眾人在聽到飯糰的時候都笑了出來，卻又不好意思放聲大笑，好像鬆了一口氣。

「我想說，對我們來講是一個很平常的東西，可是他是很寶貴地在吃那個飯糰，嚼一嚼之後再把它吐掉，因為他沒辦法吞下去啊。然後，我那時候心裡就想，這就是地獄的餓鬼道，現實生活中的餓鬼道，因為他沒辦法吃任何東西。」

「如果他真的想清楚了他不想要後面（的痛苦），因為之前也有一個惡性腸阻塞，他後來甚至是滿嘴的大便都跑出來，嗯……」劉奕自己點了頭，有些尷尬地笑著接下去，「這樣的死法，我覺得滿痛苦的，如果他不想要這樣的死法，對啊……嗯。」劉奕謹慎地一面思考一面說。

「我啊，」蔡兆勳聽完劉奕的問題，雙手交叉在胸前，「感恩你提出來的問題，還好你沒放在心上。」

劉奕感到有點不好意思，靦腆地笑著。「因為劉奕醫師提出來這個問題，就真的是一個很重大的問題。所以我很感謝他提出來，不要放在心上。當你有這個問題的時候，如果我能夠解答你的問題，你會變成高段，會更進一段。」蔡兆勳鼓勵劉奕。

解決痛苦還是解決病人

安樂死是二〇一七年台灣的熱門議題之一，對安寧緩和醫療界則造成不小的衝擊。除了傅達仁之外，稍早之前作家瓊瑤與丈夫之間的醫療問題也牽涉安樂死，因而躍上社會版面。

五月下旬，臺灣安寧緩和醫學學會發

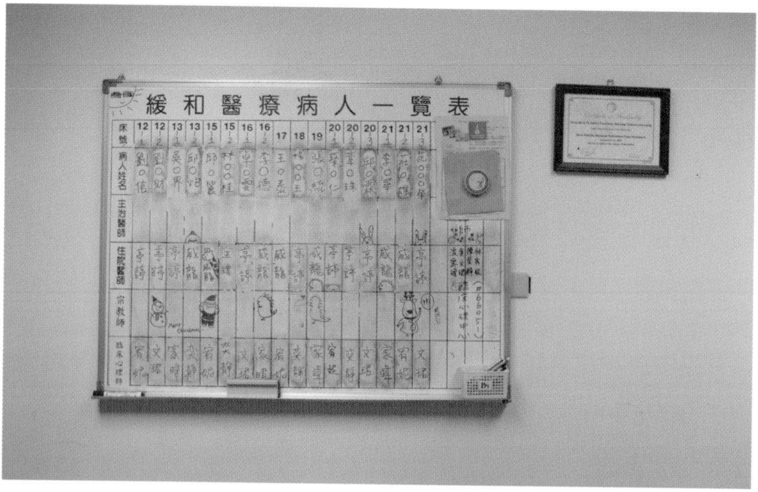

—會議室內的白板上，註記著臺大醫院緩和醫療病房總共十七床的病人，以及負責的醫師、臨床心理師和宗教師們。教學醫院大多是以住院醫師為第一線的照顧主力，對年輕的住院醫師來說，在緩和醫療病房照顧末期病人的經驗，往往超脫他們過去的醫學訓練。

表一份〈安樂死及醫師協助自殺立場聲明書〉表達立場。這份聲明跟我在臺大醫院聽到年輕醫師所說，「學會反對安樂死」的立場是一致的，其實也和國際性獨立的醫學組織「世界醫學協會」（World Medical Association, WMA）立場一致：不支持「安樂死和醫師協助自殺」、「安樂死和醫師協助自殺」不符合醫學專業及醫學倫理。不過，由安寧緩和醫療學術單位發表安樂死態度的宣言，而不是安樂死的學術組織發表——事實上也沒有這種組織——總讓我感到一種不知道

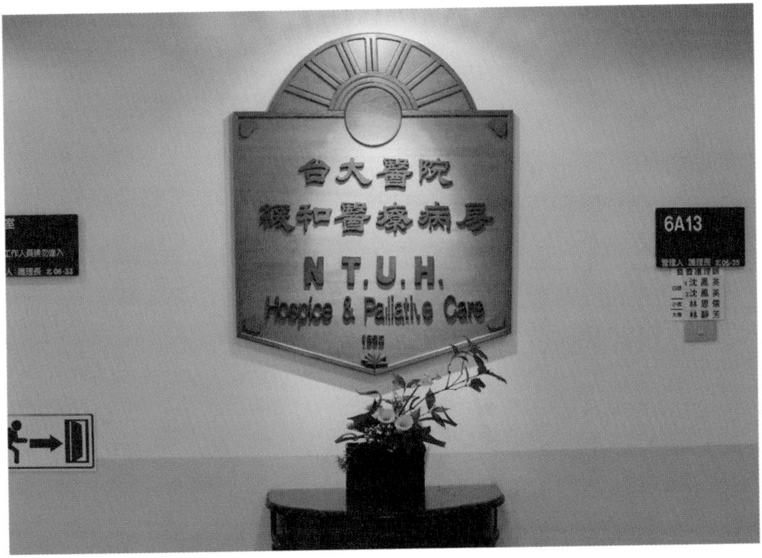

臺大醫院六樓緩和醫療病房的招牌。安寧病房一般來說，都會比一般病房還要來得明亮，光線柔和溫暖，以人性化為設計方向，盡量讓病人有在家的感覺。

從何說起的違和感。

蔡兆勳看來似乎頗傷腦筋，因為安樂死不管在臺灣或世界各地都是敏感議題，特別是在安寧緩和醫療領域，同樣處理病人的問題，但方式卻截然不同。如長年推動臺灣安寧緩和醫療相關制度和訓練將近三十年的成大護理系榮譽教授趙可式所說的：「安樂死是因為痛苦解決人，安寧療護是為了人解決痛苦。」

「我先解釋一下這個事情喔。我很簡單地講，都是死啦，都會死啦。那這兩個最大的差異啊，一個是現在就死，另一個是，我們講的，比較自在地死，就是一關接著一關地壞，就死了。」蔡兆勳國臺語夾雜，清楚而緩慢地描述安樂死與接受安寧醫療的患者，這兩種死亡過程的不同。一個是立刻死亡，一個是讓身體因為病程進行慢慢喪失功能而死亡，也就是自然死。

蔡兆勳接著補充，「這兩種死法，一個是現在就死，多做一件事或少做一件事，讓他現在就死，好像解決問題了。另外一個就是，去照顧他，不是放著他不管啦，要去照顧他、去支持他，讓他可以接受自然地死亡。」也就是說，在病程進行的過程中，安寧療護所提供的醫療和照顧能夠減緩病人的痛苦，而不是放任不管。

解釋完兩種不同的死亡過程，時間早已超過預定的下課時間，但蔡兆勳沒有下課的意思，他接著回答剛才劉奕所提到的第二個問題：病人如果不想接受最後的痛苦，該怎麼辦？

「我都準備好了，但我不願意接受後面的痛苦，這個就是很重要的，也是我們講的一種靈性的課題。他會這樣表達，『我都準備好了，但是我不願意接受後面的痛苦。』聽起來也很合理。但是我要表達的就是這個部分，就是安寧療護跟安樂死，兩者最大的不同在哪裡。」蔡兆勳說。

奧古斯都大帝、安樂死與「考終命」

在安寧緩和醫療第一線，年輕醫師對安樂死與安寧緩和醫療的差別質疑，其實正說明了安樂死的複雜程度，以及安寧緩和醫療在引進臺灣之後，還有一段長路要走的現況。剛進入安寧緩和醫療的年輕醫師都會感到疑惑了，更不用提一般社會大眾。蔡兆勳有次感嘆，原來知道安樂死的民眾比知道安寧緩和醫療的人還要多。

一九六九年六月十八日，《中央日報》出現一篇名為〈心臟移植與安樂死〉的評論，撰文者是一位叫陶龍生的年輕律師，文章主要討論當時英國正完成不久的第三次心臟移植手術，手術雖然成功，但卻引起英國社會與醫界的激烈辯論。爭議點在於心臟捐贈者是一位在車禍中受到重傷的女護理師，在她被送到醫院後，二位醫師鑑定她已經沒有生還希望，於是使用維生機器讓心臟繼續跳動，但這樣一來，這位病人的心臟便會與身體分離，也就是說，傷患還沒有達到醫學上的死亡標準，卻因為摘心以便進行心臟移植而導致死亡，批評者認為這是「安樂死」，在道德與法律上引起極大的爭議。

五十年後，以現今對於安樂死的定義而言，這個案例用來說明安樂死似乎有點奇怪，但這也正說明了一九六〇到一九七〇年代的臺灣，對於安樂死的概念仍然相當陌生，不管概念或是名詞都很混亂，直到一九七〇年代之後才慢慢有了一致的概念與名詞。

安樂死一字來自英文的「euthanasia」，而這個字的字源則是來自希臘文的「euthanatos」，由εν（eu，good）及θανατοδ（thanatos，death）所組成，按照字面上的意思就是「好死」、「善終」，說白話就是安詳而平和地死

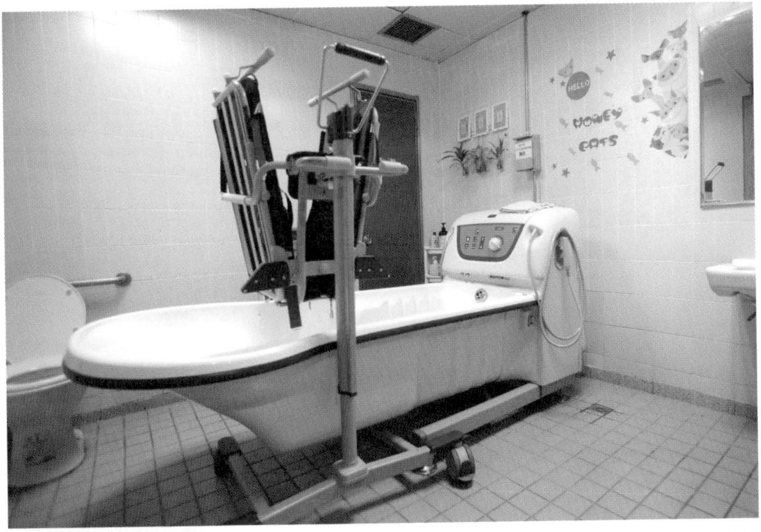

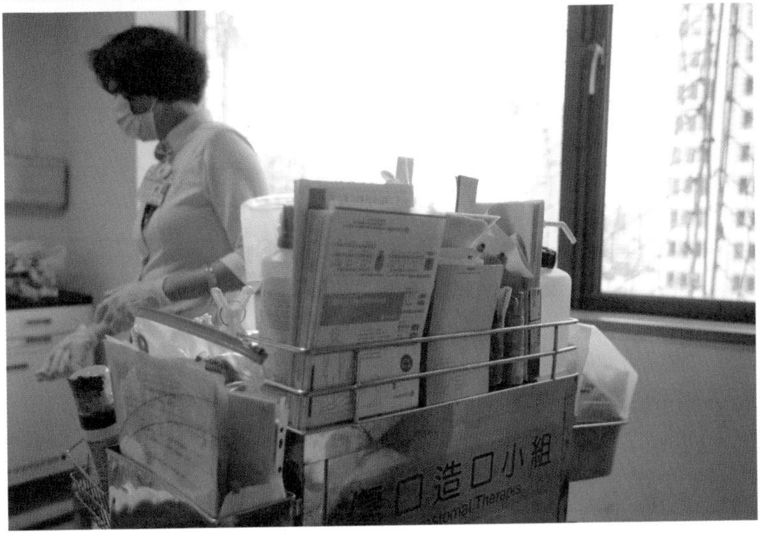

上 臺大緩和醫療病房所設置的洗澡機。洗澡機是設置安寧病房的基本配備，對於虛弱的末期病人來說，能夠好好地洗澡，不但能夠獲得身心的放鬆，同時也能夠讓病患維持尊嚴。不過，洗澡機並不是把病患放進浴缸就好，必須由受過訓練的護理人員或志工進行。同時，也會希望由家屬陪同，藉由這個機會讓病患與家屬能有更多相處的時間。

下 傷口造口小組是緩和醫療團隊相當重要的夥伴。圖為正在為病人進行傷口護理的護理師。

去。這樣的觀念在古籍《尚書》的〈洪範篇〉裡也有提到，「五福：一曰壽，二曰富，三曰康寧，四曰攸好德，五曰考終命」。「考終命」就是「善終」，或「壽終正寢」。「五福臨門」這句吉祥話便是來自這裡，但知道善終也是五福之一的人似乎不多。不過，對照現今安樂死euthanasia的解釋是「刻意結束一個人的生命，以解除他的痛苦」，和原意已經相差甚遠。所以也有人以「慈悲殺害」（mercy killing）替代安樂死這個詞，比如在戰場上槍殺已經沒有生還可能的士兵。不管怎樣的概念，結果相同，過程卻截然不同。

從東西兩邊的文化來看，善終是不分文化共有的概念，但善終變成安樂死也是東西雙方文化不同的演變過程。如果以歷史脈絡來看，羅馬史學家思蘇維托尼烏斯（Suetonius），在他的著作《羅馬十二帝王傳》裡第一次使用了自創的"euthanasia"一字，用來描述奧古斯都大帝臨終「安詳辭世」的場景，以符合奧古斯都接近神的地位。不過，後來卻漸漸演變成為對沒有治癒可能的患者進行提早結束生命的過程。柏拉圖甚至曾經寫過這樣的論述：「心理與生理極度病重的人，應該讓他們走上死亡之路，他們沒有存活的權利。」他在《理想國》這本書裡也主張：「凡健康不良者，非屆生育年齡者或未經許可結合者，其所生之子女、畸形嬰兒或父母本優秀而兒女反不如者，皆須殄滅或棄諸野外，任其夭折。」而斯巴達就有一旦發現剛出生的男嬰畸形或生病，便會加以殺害的情形。

這就是「主動安樂死」或「積極安樂死」，也就是使用手段讓患者提早結束生命，相對於放棄所有治療手段讓病人死去的「被動安樂死」或「消極安樂死」而言。

雖然有這樣的行為或是觀念，但主動安樂死在羅馬帝國被視為謀殺，且在基督信仰成為主流之後，這些行為更是被明令禁止。以神學的角度而言，上帝才是人類的主宰與生命的賜予者，所以人類沒有終結自己或他人生命的權利，而這也是安樂死議題開始盛行之後，宗教界反對的主要論述之一。

到了十六世紀，湯瑪斯．摩爾（Thomas More）也在他的經典名著《烏托邦》（*Utopia*）提到安樂死。十七世紀的知名哲學家，提出「知識就是力量」的培根（Francis Bacon）在他未完成的小說《新亞特蘭提斯》（*New Atlantis*）裡說道，醫師除了治療病人，對於存活無望的病人，也要盡量減輕其痛苦，讓他們祥和且沒有痛苦地死去。這個概念算是安樂死的另一種解釋，應該也是緩和醫療最早的紀錄，因為培根對於這樣的行為，是以「palliative」（緩和）形容，而不是「mercy killing」。

雖然安樂死在西方長期以來被視為犯法，但到了十九世紀開始陸續有學者提出相關理論挑戰禁忌。比如第一次提出「醫療安樂死」（Medicalised Euthanasia）的Samuel Williams，尼采更提出「末期患者是眾人的負擔，沒有權利活在世上」的說法。一八九五年，奧地利的年輕心理學者Adolf Jost發表〈死亡的權利〉（Das Recht auf den Tod），成了德國討論安樂死與爭論的起點。兩年後，本身也是醫師的德國弗里德里希．威廉大學（Friedrich-Wilhelms-Universität，即現今的柏林洪堡大學）教授Martin Mendelsohn發表〈安樂死論〉（Über die Euthanasie），不但在歐陸引發討論，更影響了遠在東方的一位日本醫師，甚至間接影響了臺灣。

森鷗外與二十世紀安樂死運動

臺灣在一九六〇年代出現安樂死這個名詞之後，對於安樂死的說法莫衷一是，有人稱為安死術，主要是當時認為安樂死和實際上的執行手段根本稱不上「安樂」，因此以「安死術」，也就是讓病人提早死亡的方法和行為來描述。而臺灣使用的安樂死和安死術，其實都是來自日本的漢字（安楽死，あんらくし）。

日本在明治維新之後成為亞洲吸取西方經驗的大國，各種新穎的觀念、技術和學術開始傳入日本，安樂死也不例外。曾經留學德國的森鷗外，便是將安樂死觀念傳入日本，乃至於影響亞洲的關鍵人物。

多才多藝的森鷗外，除了是位醫師，還曾以軍醫的身分參與甲午戰爭，也是位翻譯家與作家。由於留學德國的背景和戰爭當中目睹垂死士兵的經驗，他在一八九八年摘譯Martin Mendelsohn的〈安樂死論〉，發表在醫學期刊《公眾醫事》的論文〈甘瞑の説〉，成為日本討論安樂死的先河。一九〇六年，日本憲法學者市村光惠在他的著作《医師之権利義務》裡把「euthanasie」翻譯為「安死術」和「速死術」，並介紹德國正反兩方論述與美國立法動向，安樂死議題漸漸在日本發酵。十年後的一九一六年，森鷗外以親身經歷為底，在《中央公論》發表的短篇小說《高瀨舟》，則被公認為第一本討論安樂死的小說。也因為森鷗外的緣故，日文的安樂死是從德語的Euthanasie翻譯過來，而不是英語的euthanasia。

有趣的是，森鷗外的〈甘瞑の説〉的「甘瞑」一詞是來自莊子的《列禦寇》：「彼至人者，歸精神乎無始，而甘冥乎無何有之鄉。」用詞很典雅，但安樂死卻讓當時的日本人感到震撼。隨著時間的演進，日本人也將安樂死稱之為尊嚴死，還成立尊嚴死協會，但大部分的日本人就和世界其他地區一樣，對於安樂死的態度同樣相當保守。

分別發生在一九五〇和一九六二年的兩個社會事件的判決，被認為是日本有關安樂死的重要判例，影響深遠。前者是中風的母親哀求兒子給她毒藥自殺解脫，兒子卻因此被判加工自殺罪；後者是一位長期臥病在床的父親因為痛苦不堪，加上兒子聽到醫師的診斷，認為父親只剩下七到十天的生命，為了讓父親及早解脫，於是將毒藥加入牛奶，讓不知情的母親餵食，同樣被判刑。

名古屋高等法院在一九六二年的判例當中，推翻原地方法院殺害直系血親尊親屬罪的判決，改判為囑託殺人，也就是加工自殺罪，並提出安樂死成立六項要件，這是日本社會第一次針對安樂死行為所做的明確宣判。多年後，一九九一年日本發生著名的東海大學醫院安樂死事件，並在一九九五年宣判。因為無法拒絕病人家屬多次要求讓病人不要繼續痛苦的醫師，最後以具有心臟傳導障礙副作用的藥劑注射於靜脈中（快速靜脈注射高濃度的這種藥劑會抑制心臟跳動，造成死亡），讓病人在當晚去世。這位醫師不但被醫院解雇，同時被以普通殺人罪判處二年徒刑，緩刑二年。

安樂死一詞在進入臺灣後，同樣在法界、醫界和宗教界掀起論戰。不過，當時對於安樂死的定義和名詞似乎有所混淆，直到一九八〇年代仍是如此。來自西班牙，擁有醫學博士學位的神父，同時也是臺大醫學系教授的賴甘霖，在一九八六年五月十二日一場立法院所舉辦的安樂死座談會上，提到五月三日剛好有一場由中華民國醫事法律學會主辦，名為「從自殺到安樂死的合法性」的研討會，由臺大法律系與政大法律系的學生所組成的辯論隊，雙方就安樂死進行辯論，但有裁判對賴甘霖說，有些學生其實搞不清楚安樂死的定義。

不過賴甘霖也指出，這不但是社會對安樂死無知的投射，其他地方也是如此，「對安樂死的無知和困惑，並不只有我們。」他以一九七六年的凱倫·昆蘭案作為例子，說明即使是美國的醫師、律師、法官們，對安樂死的定義也沒有概念。在經過二年的聽證會和研討之後才做出以下的結論：關掉昆蘭的維生系統，並不是安樂死。

賴甘霖說，就算是曾經得過諾貝爾醫學獎，並且在一九七四年簽署一項支持安樂死宣言的法國醫學教授Jacques Monod，他用「對抗苦難」（fight against suffering）與「抑制生命」（suppression of life）等兩個不同的概念來形容安樂死，顯然他也不是很清楚安樂死的定義。

臺灣省公共衛生研究所從一九八四年起連續兩年針對一般民眾、醫護人員、宗教界及法律界就「安樂死應否合法化」問題進行問卷調查與學術研究，並在一九八六年發表。有趣的是，結論認為接受調查的一般民眾有「相當高」的比率贊成安樂死應該合法化，不過研究也指出，從一九八四年八月臺灣地區四二四萬戶所抽樣出來的八九五位男女性調查對象（年齡在二十五歲到六十五歲之間）當中，其實有五三·八五%的人不懂安樂死的意義。這個調查結果，多少也印證了賴甘霖的觀察。

即使如此，臺灣的法學界對於安樂死的觀念其實並沒有落後日本太多。一九七四年，法務部的前身司法行政部為了修正刑法而成立「刑法研究修正小組」，在那年的七月底舉行第一次會議，之後每週集會一次，預計在二年內，完成修正刑法的草案。當時刑法修正的四十個要點當中，安樂死便是其中之一，在當年媒體不發達的情況之下，包含《中央日報》和《聯合報》等大報在內，都為此撰寫社論或專題報導，臺灣人才開始接觸安樂死的概念。不過，原本預計二年內完成的修法草案，過了十五年才完成草案，在一九九〇年才送交立法院審議，但經過六年一直無法通過。

經過二十多年，當時司法行政部已經改制為法務部，且多年前的修法已顯然落後時代，於是法務部再度組成「刑法研究修正小組」、「法務部檢討暨改進當前刑事政策研究小組委員會」和「刑事政策研究小組」等小組進行修法研究。修正草案最後終於在二〇〇五年通過，不意外的是，安樂死並沒有包含在草案內，但刑法的修法卻已過了三十一年。

政府雖然在一九七〇年代考慮在刑法內納入安樂死，但由於立法技術無法跟上以及觀念太過前進，除了動物的安樂死之外，到了二十一世紀安樂死仍然沒有辦法被政府接受，學術界與民間的意見也正反不一。不過，一九六三年所發生的一件車禍，不但讓民眾開始思考安樂死的可行性，並因此推動安樂死的立法活動，乃至於間接催生四十年後的《安寧緩和醫療條例》。

一九六三年之秋

一九六三年，即民國五十二年的九月十七日下午，當時就讀於省立臺北第二女子中學，也就是現在中山女高二年級的王曉民，和同學王輝洋約好先到松山，再一起騎腳踏車去看當時的熱門電影《宮本武藏》，行經當時臺北到基隆唯一通路的中正路（後改為八德路二段），現為臺安醫院的臺灣療養院附近時，遭到一輛因為閃避對向車輛的五洲計程車行的計程車從後追撞。原本王曉民騎在道路內側，王輝洋在外側，但剛好王輝洋往前騎行，王曉民在後，便遭到計程車的追撞。由於車速太快，王曉民被撞飛，但司機王福昌第一時間沒有緊急煞車，於是王曉民直接落在車蓋上，頭部撞破擋風玻璃後卡在計程車表（一種用來計算里程與費用的機器）。司機緊急煞車後，王曉民又被摔到車前兩公尺的地方，身受重傷。

由於事發地點剛好在臺灣療養院前面，王曉民立刻被送到臺灣療養院內救治，但因為情況過於嚴重，臺灣療養院只好打電話請當時在陸軍第一總醫院擔任外科主治醫師，也是臺灣腦神經外科先驅的施純仁前往救治。不巧的是，當天下午剛好進行防空演習，施純仁搭的車子繞了一大圈之後才來到醫院。

當時王曉民的狀況非常危急，她的顱骨底嚴重骨折，口腔和鼻孔出血，瞳孔放大之外，心跳呈現不規律。在看了王曉民的狀況之後，施純仁根據當時的醫學技術與藥物判斷，告訴王曉民的父母王雷雲和趙錫念，王曉民已經沒有希望。但趙錫念一時之間無法接受這個噩耗，立刻跪在地上不斷磕頭哭泣，請求施純仁盡力救治她的女兒。二十二年後，已經是腦神經外科權威、官拜衛生署長的施純仁接受《中央日報》專訪回憶，儘管當時知道王曉民已經沒有希望，即使救回來也會一輩子失去知覺，但他還是毫不考慮地答應盡力搶救王曉民。但他也首次在媒體上披露：盡力救治的結果，王曉民在一個多月後終於甦醒，眼睛也可以轉動，卻成了「植物人」，原本家屬對他有如菩薩般的感激，在一、二年之後王曉民的病況不見起色之下開始責怪他。但他從來沒有後悔當時答應救治的決定。

一九六〇年代的臺灣，安樂死概念剛剛傳入，許多人一知半解，同樣地，當時因為醫療水準不如現在先進，因此一般人鮮少聽到所謂的植物人，當時有媒體以「活死人」、「活屍」的字眼形容王曉民的病況，儘管對於家屬是二度傷害，但卻也讓王曉民成了另類的名人，各界的關懷開始不斷湧入。

由於王曉民是明星高中的學生，又是高挑的儀隊指揮，她受傷臥病的消息不斷在媒體出現。一九六七年，由於王雷雲是空軍上校，因此王曉民的狀況也受到當時駐防在臺灣的美國臺灣防衛司令部航空隊的注意。在美軍航空隊以及各界善款的幫助下，王雷雲和趙錫念滿懷希望，在一九六七年三月七日搭乘美軍派出的醫療專機，遠赴美國的聖文生醫院求治。當時的媒體報導和王曉民的父母一樣樂觀，「四年惡夢可望醒來」、「有希望新生」等等的標題遍布報紙版面，當時王曉民已經昏迷四年。

然而，各界的幫助並沒有讓王曉民就此甦醒。聖文生醫院沒有更大的醫療進展，一年五個月之後，王曉民回國，此時媒體的標題變成「木然歸國」、「雖大見好轉卻到此為止」、「人事已盡」。

王曉民的悲劇

一九六八年八月四日王曉民回國，相關的報導漸漸沉寂，人們開始遺忘這個遭受苦難的家庭。

直到一九七六年，昏迷一年的凱倫．昆蘭終於在父母的不斷奔走下，成功打贏官司，可以合法移除凱倫．昆蘭的人工呼吸器而不構成犯罪，經過媒體的大幅報導以及陸續出現的評論，安樂死再度成為熱門議題。不過，嚴格來說，凱倫．昆蘭事件並不是安樂死。《聯合報》在當年的十一月一日首開先例，舉辦民間第一場安樂死座談會，王雷雲也出席了這場座談會。

雖然在場的癌症病人、家屬、醫界、學界、法界和宗教界等專家學者並沒有討論出定論，卻讓安樂死議題再度透過媒體成為公眾議題。當時王曉民已經昏迷十三年，王雷雲和趙錫念與三個女兒輪番二十四小時細心照顧，即使如同趙錫念對媒體所說的，王曉民過著「慘絕人寰」的生活，「平均十分鐘抽痰刺扎氣管上下各三次，每次至少抽三下，每小時需抽一〇八下，二十四小時要抽兩千多下，過去一位幫忙照顧王曉民的小姐在抽痰時還抽到都哭了。」或是「如果不小心讓王曉民被痰堵塞住，便會拚命用力掙扎，發高燒並咬牙，門下牙已快磨平，小便失禁，兩眼充血，其狀令人慘不忍睹……」這樣「世界上最嚴厲之刑罰，也沒有比此為甚。」的生活過了十三年，王雷雲和趙錫念並不願意讓他們的女兒安樂死。

王雷雲在座談會上說，他個人並不反對醫學或法律上的安樂死，但不認為王曉民已經完全絕望，至少他個人是這樣認為。他說，不論是臺灣或是美國，從來沒有醫師為女兒做過腦外科手術，只有「物理」性的腦治療，因此他和太太趙錫念相信，只要能夠再徹底檢查，運用最新的腦外科手術，王曉民就有甦醒的可能。因為，王曉民仍然有少許的智力，可以聽懂父母的招呼，以目光、咬齒或微笑來表達她的意念。一九七六年十一月二日的《聯合報》報導，十三年來日夜照顧女兒，甚至得了心臟病的趙錫念，被問到安樂死的問題時，忍不住流下眼淚，「我絕不會讓我的曉民單獨離開我，你摸摸看，她全身還熱呼呼的，她會吃、會看人，也會笑……」

八年前王雷雲和趙錫念滿懷希望地帶著王曉民前往美國治療卻失望而

歸，一九七六年一則日本十三歲女童昏迷三年後，因為新療法而甦醒的報導再度讓他們燃起希望。不過，幸運之神還是沒有降臨在王曉民身上。

一九八二年八月十一日星期三，在西仕颱風為臺灣北部帶來的大雨之中，趙錫念在全家歷經十九年生理和心理的巨大煎熬，加上自己罹患心臟病並輕微中風兩次之後，發覺自己有可能會比女兒先走一步，因而從原本不願意對王曉民進行安樂死，轉念希望女兒能夠好好地離開人世，所以便到臺北的中國人權協會提出申請，希望協會可以協助讓她的女兒進行安樂死。一九八一年曾經當選模範母親的趙錫念，對著《聯合報》的記者哭著說，「曉民已經受了十九年的罪，我不能再讓她受這種非人的待遇了。」趙錫念認為，人有生的權利，也有死的權利，但安樂死問題太過複雜，一時之間無法以人的權利作為理由施行安樂死。

在提出申請前不久，王雷雲才因勞累過度而病倒，趙錫念則是因為暈眩無法下床，她從電視監視器看見王曉民因痰堵住氣管的痛苦情景，更堅定她為女兒解除痛苦的決心。不過，王雷雲始終不同意為王曉民進行安樂死，一直到他在二〇〇〇年去世都是同樣的態度。

趙錫念向中國人權協會提出的申請沒有下文，一九八二年十二月，趙錫念轉而向立法院進行請願，希望可以透過立法院制定安樂死的法律，結束王曉民的痛苦。

意外的安樂死推手

儘管二十世紀之後歐美等先進國家對於安樂死的態度已經開始慢慢轉變，相關的協會也在這些國家陸續成立，但有關安樂死立法都只是在研擬階段，還沒有任何國家成功立法。一九七〇年代同時出現「自然死」和「尊嚴死」等訴求「死亡權利」法案的呼聲，並成功在一九七六年由美國加州率先立法通過並於隔年施行。但安樂死議題牽涉太廣，跨越宗教、哲學、倫理、醫學和法學等領域，不論正反都有支持者，不管是臺灣還是其他國家，安樂死一直是爭議性的議題。

立法院在一九八二年十二月十七日收到趙錫念的請願之後，按照立法院的議事規則，需先經過司法委員會審查通過成為議案後，才能將安樂死以法律案的方式進入立法程序。當時的司法委員會召集委員趙石溪說，他很欽佩趙錫念，也同情他們的遭遇，不過他也認為安樂死成案的機率不大，至少短期內沒有辦法立法成功。

趙石溪的話並沒有錯，雖然當時的立委們就各個面向嚴肅地討論王曉民安樂死的問題，有立委同情王家的遭遇而贊成安樂死，但也有立委質疑趙錫念因為「厭倦」照護生活而想要讓王曉民安樂死，因而反對安樂死，正反雙方始終僵持不下。

一九八三年三月二十八

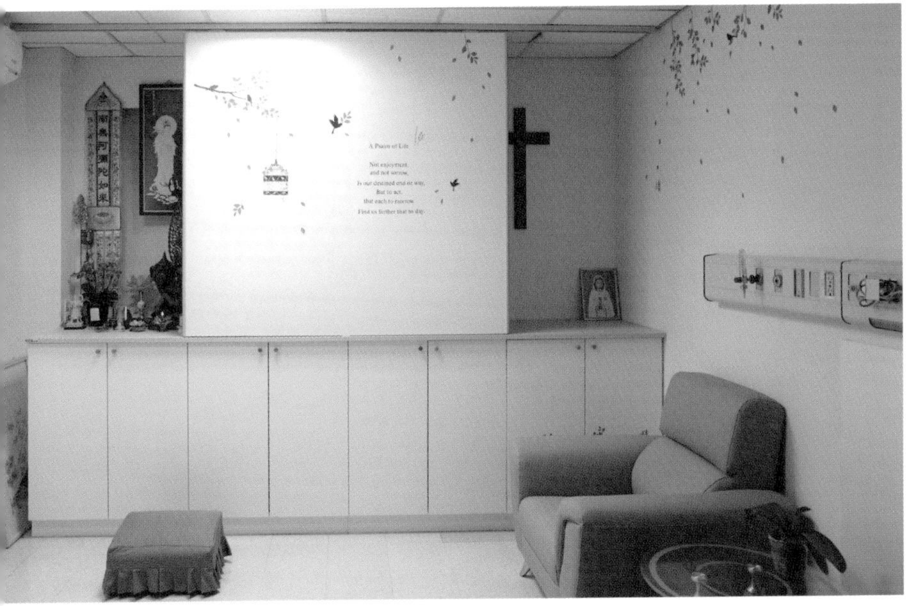

佛教與基督教共用的悲傷撫慰室。宗教是許多末期病人與家屬的支柱，悲傷撫慰室便是提供家屬或病人唸佛或祈禱之用。病人彌留之際也會視病人或家屬需求，將病人送到這裡助念或祈禱，因此牆上仍保有氧氣供應等醫療器材的接口。

日，立法院司法委員會做成決議，趙錫念的安樂死請願無法成為議案。不過，三月十日立委郭俊次在立法院的質詢當中，促請行政院制定安樂死條例並完成立法程序，是第一位要求政府制定安樂死專法的國會議員。雖然趙錫念的請願沒有成功，但也成功讓政府正視安樂死議題。

在一九八三年開始推動，於一九八四到一九八五年間進行研究，在一九八八年由中研院民族學研究所統整結果發表的論文集《變遷中的臺灣社會：第一次社會變遷基本調查資料的分析》中，由臺大醫院精神科醫師林憲與臺灣大學心理系教授吳英璋所共同發表的〈臺灣地區民眾醫療態度與行為之分析〉論文認為，「要求容許安樂死的呼籲正日漸高漲起來，但堅持保守態度的亦有人在」，而調查結果顯示，有六十九％的男性與六十三％的女性贊成安樂死，證明社會大眾對於安樂死議題的態度已經不同於以往。

雖然數年前趙錫念的請願沒有成功，但立法院在一九八六年五月十二日首次舉辦了「安樂死應否立法問題」座談會，邀請各界專家就安樂死立法進行研究，並印製成專冊作為立法參考。到了十一月，在趙錫念第一次向立法院請願失敗之後，趙錫念仍不死心，繼續請願，同時，這三年間也有其他社會人士因為同情王曉民或自身疾病的緣故而向立法院請求安樂死立法。到了十一月二十八日，總共有七個安樂死請願案終於被排入議程，在經過激烈的辯論後，全案決定留待下次會議繼續討論。但這個下次，一等就是十年。

另一條善終的路

來不及親眼見證安樂死立法成功，趙錫念在一九九六年六月因為癌症去世，享壽七十四歲。三年後，八十一歲的王雷雲也因為呼吸衰竭而過世。由於三十多年來日夜照顧王曉民的經驗，兩人在去世之前都拒絕急救。王曉民則由三位妹妹與看護繼續無微不至地照顧，直到二〇一〇年三月，在病榻躺了四十七年後，於六十四歲離世。

由於趙錫念多年來努力推動安樂死，臺灣社會開始思考安樂死的可行性。不過，王曉民的狀況其實相當特殊。因為植物人沒有行為的能力，所以其實並不是安樂死的對象，從當時的報導和後來舉行的安樂死相關研討會，大多把王曉民的例子作為照護體系對植物人的照顧議題，但這樣其實並沒有考量到植物人的生活品質。

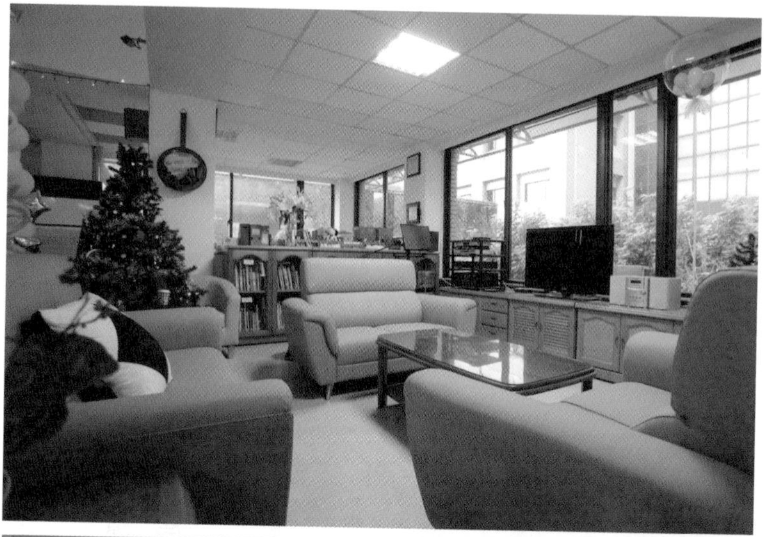

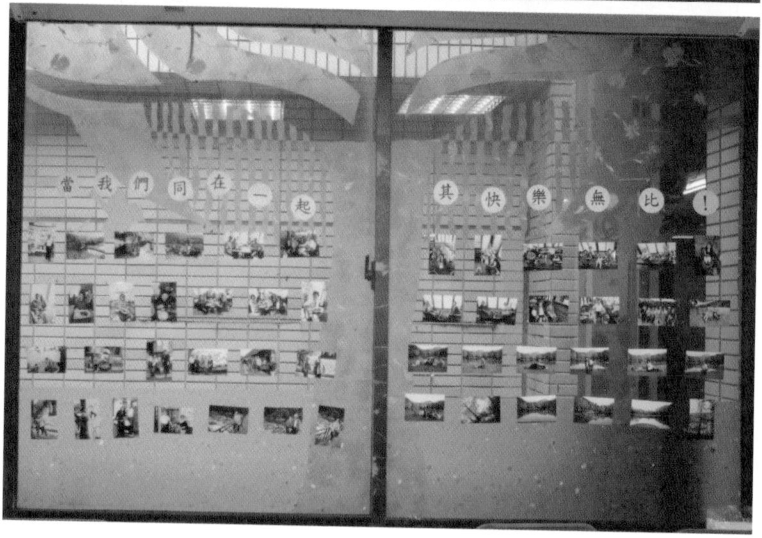

上　交誼廳除了讓病人及家屬有一個放鬆的地方之外，也是舉辦活動的場地，這是緩和醫療病房和一般病房的差別之一。

下　交誼廳一隅窗上的照片區。

一九八〇年之後，臺灣醫界結合世界趨勢，開始出現一種和以往不同的照顧模式，在維護病人尊嚴的前提下，讓罹患嚴重傷病的病人去世之前能擁有最好的生活品質，這就是安寧緩和療護（Hospice Palliative Care）。不同於安樂死的高度爭議，社會各界漸漸產生共識，認為既然安樂死不可行，那麼安寧緩和療護就是最大的公約數。

世界衛生組織（WHO）對安寧緩和療護的最新定義是，「當病人和家屬面臨可能威脅生命的疾病時，所採取的一種可以促進生活品質的照護方式。藉由早期偵測、治療疼痛以及其他不適症狀，包含生理、心理、社會與靈性，進而減少受苦。」不過，衛福部國民健康署網站上的定義卻停留在一九九〇年世界衛生組織的定義：「針對末期病人提供照顧」，這是安寧醫療最早在臺灣推廣時的概念，但現在的趨勢已經是「面臨生命受威脅的疾病」時，安寧就應該要介入。

這樣的概念最早可以追溯至羅馬時期，用來照顧病人和旅客的地方，就稱為hospice。中世紀歐洲的修道院則是廣設安寧院（hospice），主要用來作為旅行者休息的旅館。十七世紀到十九世紀，歐洲對於安寧院的規劃越來越專業，且漸漸有護理師負責照顧。到了二十世紀，現代安寧療護之母桑德絲爵士（Dame Cicely Saunders），原本是一位護理人員，因為見到許多癌症末期病人並沒有受到良好的照顧，於是在三十三歲時攻讀醫學系，成為醫師之後經過多年努力，終於在一九六七年於英國成立世界第一家現代安寧療護機構「聖克里斯多福安寧院」（St. Christopher's Hospice），開啟現代安寧醫療。而英國也因為多年的發展，成為安寧療護品質最好的國家，根據「經濟學人智庫」（Economist Intelligence Unit，EIU）所公布的「二〇一五死亡質量指數調查」，英國蟬聯第一，實至名歸。

從桑德絲因為目睹癌症末期病人受苦而發展出的安寧緩和療護，以及世界衛生組織的定義可以了解，安寧緩和療護主要的目標在於治療病人症狀（特別是減輕疼痛）的同時，關心病人心理、社會及心靈層次的需求，並引入醫療外的專業人士提供協助，改善病人與家屬的生活品質。簡單地說，就是把目標從治癒（cure）轉為照顧（care），維護病人的尊嚴，因此，照顧團隊也不是一般人所認知的由醫師和護理師主導。

國際安寧緩和照護協會（International Association for Hospice and

Palliative Care, IAHPC）認為，照護的核心團隊包括醫師、護理師、社工師、宗教師。根據病人與家屬的需求，還有延伸團隊的照顧，包括精神科醫師、心理師、疼痛科醫師、復健師、職能治療師、營養師、藥師和諸如音樂治療師、藝術治療師輔助療法等成員。這些照顧的工作不管是團隊的哪個成員，都需要大量的溝通來進行，這也是安寧療護另一個特別的地方。

目前是臺中榮總家醫科安寧醫師的朱為民，長年推動安寧療護觀念，不但撰寫相關書籍，還固定在臉書上開直播宣導，是一位相當有熱誠的年輕醫師。我問他，在現今醫病關係緊張的環境之下，安寧醫師要如何避免醫療糾紛，他強調「溝通」是相當重要的觀念。

「因為安寧強調的是溝通，因為，有時候醫病關係就是沒有太多時間去溝通，雙方覺得對方都在害自己，但是安寧就會花很多時間去討論或去了解需要什麼，或是討論病況。」朱為民說。

除了溝通，安寧緩和醫療與安樂死最大的差別，就回到趙可式所說的，「安樂死是因為痛苦而解決人，安寧療護是為了人解決痛苦。」安樂死並不會有團隊關心病人與家屬的心理與靈性和社會需求，也不會對病人進行症狀控制與減輕，而是讓病人立即死亡以解決痛苦。

臺灣人的死亡觀念轉變

一九九三年，趙錫念再度提出安樂死請願案。由於她的請願案已經在一九八六年排入立法院的議程成為議案，並且在當年五月舉辦安樂死公聽會，同時十一月底立法院也進行了激烈的辯論，做成全案留待「下次討論」的結論，因此這第三次的請願就不再做成議案。當年沒有人知道，何時可以進行「下次討論」，但趙錫念沒有時間了，因此再度提出請願。這是最後一次。

無微不至地照顧了王曉民三十三年後，趙錫念在一九九六年六月二十七日去世。去世前三個月，法務部還特地致函給她，說明「安樂死合法化，有違憲之虞」。其實不用到憲法的層次，刑法第二七五條就有「加工自殺罪」的規定：「教唆或幫助他人使之自殺，或受其囑託或得其承諾而殺之者，處一年以上七年以下有期徒刑。」安樂死正符合加工自殺的條件。由於刑法規定人民出生與死亡的「生命法益」，安樂死的行為不能「阻卻違法」，講白話就是，安樂死的行為會觸犯刑法第二七五條，是犯罪行為。因此，從最早一九七四年的刑法修法會議到一九九六年，刑法第二七五條的問題始終無法透過立法技術解決，更不用談社會對安樂死完全沒有共識。

除此之外，從醫學倫理、行善原則和《醫療法》來看，要醫師執行安樂死完全不可能。「醫學生的養成是告訴你怎樣治療病人。」一位年輕的主治醫師對我說，因此，要醫師親手結束病人的生命，不管何種理由都不可能。

不過，在趙錫念送出最後一次安樂死請願案之前，一九九一年二月發生一件喧騰一時的新聞事件，意外地讓當時慢慢沉寂下來的安樂死議題再度躍上媒體版面。

一個叫李文良的人在中壢開了一家叫「慈光淨心院」的安養機構，二月四日《中國時報》首先披露「慈光淨心院提供安樂死的服務」，不但引起其他平面和電視媒體的注意，接連三天爭相報導慈光淨心院的消息，還驚動到檢調單位。

由於安樂死在臺灣始終沒有合法，因此，時任桃園地檢署檢察官的侯寬仁二月五日到慈光淨心院進行搜索，在院內查獲已經印製好的文宣品，上頭印著提供癌症、中風等末期病人「解脫往生、善後服務」的廣告。李文良在應訊時承認，慈光淨心院是他規劃提供病人「解脫」的地方，而且已經接獲多筆「生意」。李文良在當晚因「證據不足」被飭回。

隔天檢察官再度到慈光淨心院搜查，發現更多詳盡的文宣與企劃資料，但還是沒有找到具體的證據證明李文良已經對病人執行安樂死。二月七日上午，李文良被人發現死在自己的車內，經查驗發現是以汽車廢氣在前一天晚上自殺。李文良留下兩封遺書，指出安樂死的「服務」目前只是構想，並未真正實施。在面對司法和輿論壓力之下，他被迫走上絕路，「以死喚起社會對安樂死的重視」，遺書上這樣寫著。

對連日來的媒體轟炸和最終以自殺作結的悲劇，李文良的家人對外表示，外界及媒體誤解李文良經營慈光淨心院安樂死的本意，感到相當無奈。

雖然李文良的案子是個悲劇，卻也引起社會大眾再度「重視」安樂死議題。隨後隔年荷蘭的安樂死合法化論戰，接下來一九九六年澳洲北領地安樂死合法化，但隔年卻遭到否決，只合法了九個月，臺灣媒體開始大篇幅報導這些和安樂死相關的議題。對於一向避諱談論死亡的臺灣人而言，這似乎是一大進步，也是一個契機。

臺灣人的死亡禁忌

許多關於死亡的研究表明，人類對於死亡的反應通常是感到恐懼和焦慮。西方心理學界在一九六〇年代開始以量化的方式進行死亡焦慮和恐懼的研究，臺灣則是在一九八〇年代後陸續有相關的研究出現。隨著研究成果的累積，部分學者開始推翻過往的概念，認為人類對於死亡的反應不見得都是恐懼和焦慮。在許多醫院的安寧病房擔任志工，服務已經超過十年的芳香治療師吳宙姅告訴我，根據她在羅東聖母醫院和東部偏鄉為重症病人做芳療服務的經驗，原住民對於死亡的概念普遍比漢人要來得豁達，也比較不避諱談論這些議題，許多跨文化的研究也支持這樣的論點。不過，臺灣社會的組成畢竟以漢人居多，整體說來，大多數的臺灣人還是忌諱談論死亡。

從一九九四年開始，安寧照顧基金會委託一家叫做觀點的市場研究顧問公司，針對民眾進行生命態度與安寧療護認知的調查，之後又分別在二〇〇〇年、二〇〇三年及二〇〇九年進行三次量化和質化的調查。這三次的調查印證了過去數十年來西方對死亡的研究。對大部份臺灣民眾來說，「死亡」是個讓人感到恐懼、一旦聽到便會感到不自在的話題，這和生活的區域與年齡無關。多數的受訪者表示，平常很少或完全不會談論和死亡的話題，有些人甚至連日常會話都盡量避免和「死」有關的字眼，連類似「高興死了」這樣的形容詞都不可以。雖然這些受訪者在理智上都理解沒有人可以逃過死亡的命運，但死亡仍然是讓人感到灰暗的議題，只要聽到就會心情不好。對長輩來說，死亡更是禁忌、不可討論的話題。

比方醫院就有許多關於「四」的禁忌，不能說再見，直接談死更是不可能，因為對很多人來講，死亡甚至是會「傳染的」。

有回我和一位末期病人和她的朋友在腫瘤病房閒聊，這位對於死亡相當豁達的朋友聊起她姊姊前幾天去世的事情，接著談到醫院的死亡護理。沒多久，隔壁病床的一位女士拉開簾子探頭進來對我們說：「抱歉，我知道你們對死亡都很豁達，但麻煩能不能到外面講，我們是抱著希望來治療的。」

臺灣人為什麼會忌諱談論死亡？很多人直覺反應是長久以來儒家思想教育造就今日的死亡觀念，不過，出身殯葬業家族，專攻殯葬文化、民俗信仰和生死學的馬偕護理專科學校生命關懷事業科主任林龍溢認為，臺灣社會結構的急遽改變，使得一般人脫離原本的生命脈絡，學術用語就是「去脈絡」，因而使得原本先民認為神聖的死亡，到了今日卻變成汙穢、不可以輕易談論的事。「我們對於死亡的教育是脫離的。」他說。

有系統地討論並且研究死亡，並獨立成為一門科學，來自二十世紀初葉的西方，也就是「死亡學」。不過，真正確立死亡學為獨立學科，得一直到一九七〇年代由美國一批心理學家的努力倡議之下完成。其中，提出知名的「臨終前五階段論」的美國心理學家伊麗莎白・庫伯勒羅斯（Elisabeth Kübler-Ross），她的《論死亡與臨終》（*On Death and Dying*）一書更掀起一般讀者對生死學的閱讀風潮。

至於臺灣得一直到一九九〇年代中期，生死學的研究才漸漸有了成果，各級學校陸續開設死亡教育課程，並成立相關系所。不過，這只是在教育和學術領域，一般民眾的態度依舊相對保守。

對於林龍溢所說的「去脈絡」、「脫離」的死亡教育，我並不感到陌生。當我還很小，約莫在念國小的時期，每當寒暑假要回一絲不苟、謹守禮教的雲林外公家探視前，母親總會對我耳提面命：「吃飯的時候絕對不可以把筷子插在飯上面！」其實不只回外公家，平常吃飯的時候把筷子插在飯上絕對是一大禁忌，一旦犯了這個忌諱絕對免不了一陣責罵，甚至還可能會被處罰。「別被你外公看到，否則你會被揍。」這句話從小聽到大，卻完全不知道這樣做的禁忌在哪、為什麼會被打。直到多年後，長輩解釋其中的緣由，我才知道原來插筷子在飯上是代表有人去世，只有供奉往生者的飯才會插著筷子，所以沒事把筷子插在飯上等於是在詛咒有人死掉。

農業時代，小孩不能躺在公媽廳（供奉神明與祖先牌位的廳堂，平常不會在這個地方進行日常活動），是因為公媽廳是神聖的，有人躺在這裡是因為家裡有人往生，而死亡是神聖的，只有死去的人才能躺在公媽廳。這是以前臺灣民俗對死亡的處理方式，也貼近一般人的日常生活，但社會集體的價值改變以及「去脈絡化」，現在卻變成是「忌諱」，連談論都不可以。

「我們研究儀式這樣久，我們知道以前的人為什麼會對死亡有禁忌，是因為死亡很神聖。但後來大眾對死亡的態度，反而是恐懼、忌諱。」林龍溢說。

「筷子插在飯上」也是如此。林龍溢解釋，「這樣做代表家裡有人往生了，因為死亡是一件很神聖的事情。所以是因為神聖所以不能這樣做，但後來卻變成因為這樣做是骯髒的、汙穢的。」

「以往這些動作是神聖的，但是現在談到死亡卻變成是骯髒的。以前的教育是跟你說死亡是神聖的，所以我們要謹慎處理，也就是慎終。當發生這樣的事情時，我們做這些動作代表『他』不一樣，認知上會慢慢知道這個親人已經死亡了。因為他躺的是水床，不是一般人的床；他吃的飯是插筷子，放在腳邊；穿的衣服口袋是縫起來，不能隨便打開。從二元對立的方式，從文化裡潛移默化讓你接受。」

公共電視臺在二〇〇二年根據作家吳豐秋同名長篇小說所改編的電視劇《後山日先照》，最後一集有這麼一幕：女主角周雨綢在離開人世前夜，起身「謝天」、「辭土」，然後安詳去世，結束她波瀾壯闊的一生。

民俗裡的「辭土」，是指往生者在最後一口氣的時候腳踏地的行為。先民認為這是人在「感天謝地」，是很神聖的一件事。到了工業時代，社會結構急遽改變，一個家庭面對死亡的時候，不再是過去的街坊鄰居一起幫忙，而是一連串由葬儀社代勞的儀式。「我們要執行這樣的方式的時候，變成很多民俗的東西都拿掉，因為我們現在很多人都在醫院死亡，所以也沒有所謂的壽終正寢。」

「死亡變成汙穢就是原生的脈絡不在了，去脈絡，」林龍溢說，「而民俗文化就是生命教育原本的根源。所以，對死亡感到恐懼和汙穢，這就是果。」林龍溢補充。因此，當這些所謂的禁忌無法被解讀的時候，就慢慢變成死亡不能被談論的現象。「然而，」林龍溢強調，「其實民俗文化裡都有跟你說死亡是怎樣一回事。」

對臺灣人來說，從一九八〇年代由王曉民事件所引發的安樂死爭議，到九〇年代死亡教育普及，以及安樂死議題漸漸為民眾所認知的脈絡下，都是對臺灣人死亡態度的再教育。討論的焦點也從死亡權利，擴及到病人權益與尊嚴，也就是美國加州在一九七六年通過的「自然死」法案（Natural Death Act）的概念，以及一九六七年由桑德絲在英國開創的安寧緩和療護。

安寧緩和療護在臺灣

雖然衛生署在一九九六年似乎有意推動安樂死立法，媒體也有相關的報導，然而即便一九八〇年代因為趙錫念多次為女兒王曉民請願安樂死，並引起其他民眾感同身受與同情，因而陸續提出安樂死請願案，但臺灣和大部分的國家一樣，始終沒辦法突破安樂死在法律、醫療倫理、宗教等領域的限制，完成立法。不過，進入九〇年代之後，大眾對於安樂死的討論，也漸漸擴及末期病人尊嚴、自然死和無效醫療等領域，再加上一九八〇年代開始在臺灣萌芽的安寧緩和療護，漸漸產生變化。

隨著安寧緩和療護一九六七年在英國的創始，慢慢擴及到世界其他各國，安寧緩和療護漸漸成為末期病人照顧的趨勢。在一九八三年，天主教康泰醫療教育基金會開始針對末期病人提供居家照顧服務，是安寧緩和療護在臺灣的開端。幾年後，臺北馬偕醫院也開始推廣臨終照顧的觀念，並在一九八八年九月開始進行安寧病房的籌備，於隔年一九九〇年二月正式成立臺灣第一個安寧病房。

臺灣的安寧緩和療護從八〇年代康泰醫療基金會的推廣，進入到九〇年代後由馬偕醫院首開先河成立安寧病房，這段期間都是由民間擔負起教育和醫療照護的角色，其中，最重要的推廣者是目前為成大醫學院名譽教授的趙可式。

趙可式從臺大護理系畢業後在醫院工作時，目睹癌症末期病人因為受不了病痛而自殺的慘況，讓她震撼不已，並且對自己的工作感到懷疑。為了尋求解答，她發現安寧療護這樣的照顧理念，所以先是到當時正在推廣安寧療護的康泰醫療基金會工作，接著在一九八七年到美國留學，之後更到安寧療護的發源地英國，在創始人桑德絲醫師底下學習，一九九三年拿到博士學位後，回臺灣繼續推廣安寧療護。她說，她一生就只做這件事。

隔年，耕莘醫院邀請趙可式組成安寧療護團隊，成立聖若瑟之家，除了指導醫護人員之外，並提供安寧病房的服務。而在這一年，當時擔任國民大會代表的江綺雯，在聽完趙可式的演講後，決心要在國民大會的國是建言上，向當時的總統李登輝「推銷」安寧緩和療護。

撒下種子

回憶起二十多年前的往事，現在是監察委員的江綺雯仍然眉飛色舞，當年的點點滴滴彷彿歷歷在目。

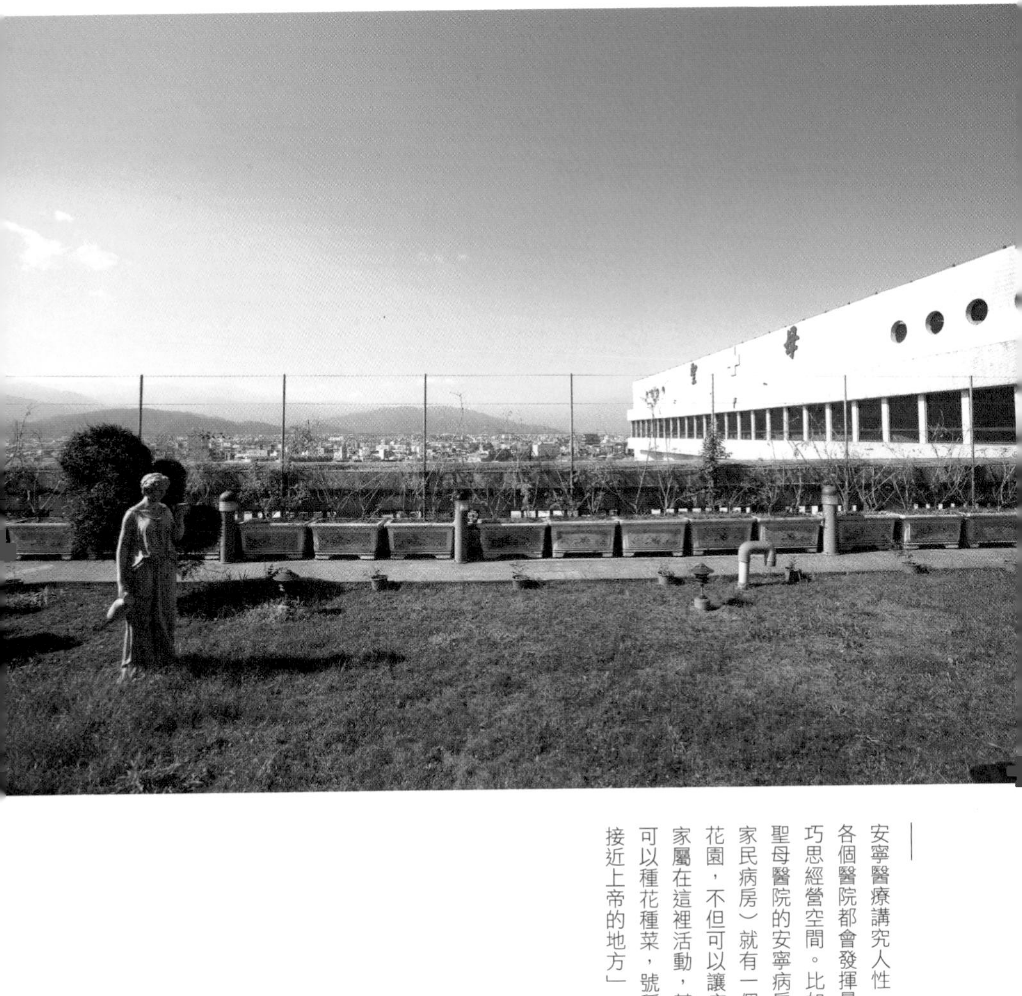

安寧醫療講究人性，因此各個醫院都會發揮最大的巧思經營空間。比如羅東聖母醫院的安寧病房（聖家民病房）就有一個戶外花園，不但可以讓病人和家屬在這裡活動，甚至還可以種花種菜，號稱「最接近上帝的地方」。

「我當時跟趙可式講，I will serve you all my life. 因為她跟我說，她這輩子只做一件事情，就是hospice。」江綺雯回憶道。

由於江綺雯是高雄地區的國大代表，一位她所熟識的中山大學教授陳邦富在看到電視採訪趙可式的片段後，便邀請趙可式到高雄的教會演講，同時也請江綺雯過去聆聽。

原本打算只是過去打個招呼，沒想到在聽到趙可式的演講後，江綺雯便待了一整天把所有演講聽完，「聽完就決定要做安寧推動立法了嘛，」江綺雯笑著說，「當時就是因為趙可式。」之後，江綺雯也與康泰醫療基金會合作，研究如何讓政府聽到安寧療護，並讓它成為國家的醫療政策。

江綺雯開始研究要如何在三百多人輪流發言、每人五分鐘內的國是建言中，讓總統李登輝印象深刻，並且真的聽進去，進而成為政策。由於江綺雯是天主教徒，而李登輝是基督教徒，在這個脈絡之下，她以一位趙可式所照顧的癌症末期高中老師的故事為骨幹，加上援引《馬太福音七：九》：「你們當中有哪個人，兒子要餅，卻給他石頭呢？」的故事，試圖打動李登輝。

江綺雯知道，李登輝十多年前才送走罹患鼻咽癌的獨子李憲文，所以儘管內心忐忑不安，但她認為李登輝應該會聽進去。果不其然，講完五分鐘的國是建言，江綺雯把資料遞給李登輝，李登輝都帶走了。

李登輝聽完江綺雯的國是建言後，果然在隔週禮拜三的國民黨中常會上指示衛生署（現在的衛生福利部）針對安寧緩和療護進行研究。在當時一黨專政的背景之下，李登輝等於直接下令行政院進行政策研究，可以說是相當重要的一步。

除此之外，因為當時的行政院副院長徐立德是江綺雯先生的老師，所以江綺雯找上徐立德，邀請他到當時趙可式服務的耕莘醫院聖若瑟中心參訪，讓徐立德了解安寧緩和療護的運作。因為以體制來說，副院長屬於執行面，所以如果能打動徐立德，安寧療護的推廣將會更有力道。

巧合的是，一位副院長隨扈的母親剛好也在那邊住院。「就什麼事情都剛剛好，就定位。」江綺雯笑著回憶。這招果然奏效，後來徐立德督導衛生署進行安寧療護的政策研究，也為數年後的安寧立法工作奠下基礎。

開枝散葉

江綺雯在一九九四年的國民大會上第一次對國家最高領導人說明安寧療護的同時，臺灣人也開始對安樂死漸漸有了概念，但法令依舊完全無法跟上。在趙錫念去世之後，一位叫做徐子琁的民眾接下棒子，繼續趙錫念的未竟之志，進行安樂死的請願。此時，也有人開始把安樂死稱為尊嚴死，並同時進行相關的請願工作。

一九九六年九月，衛生署仍在進行安寧緩和療護政策研究時，立法委員林政則接受徐子琁的請願，在立法院提案「建請行政院機構早日參酌先進國家實施得失與國內民意，妥擬『尊嚴死』或『安樂死』（Mercy Killing）之法律，與人民免於痛苦死亡之選擇權、植物人親屬代抉生死權……」這個案子在當時的社會脈絡下當然是沒有通過，不過，隔年另一位立委李慶華則是投下震撼彈，提出《安寧死條例草案》共十四條，並進入司法委員會進行審查。

這是第一次有具體的安樂死相關法案進入立法院審查，雖然法案叫做

「安寧死」，但草案的第二、三、四、八、九條，分別明定了安寧死的定義（其實就是安樂死）、積極與消極安寧死的定義和型態，以及執行安寧死的醫師為業務正當行為。由於法案的名稱與當時正在推廣的安寧緩和療護產生混淆，再加上這是實質的安樂死法案，因此引發宗教團體的反彈。最後因為剛好隔年立委大選，在「屆期不連續」的原則下，安寧死法案胎死腹中。

林政則在第一次提出制定安樂死相關法令的提案後，接著在一九九八年以徐子琁所提出的尊嚴死法案為基礎，並將名稱改為「善終權法案」後，再度提出提案。雖然草案仍然有縮短病人生命的措施，但名稱與法案的精神已經和原本的安樂死稍有不同。二十多年後，現在是國民黨副主席的林政則回憶，當時衛生署派駐在立法院的國會聯絡人員來找他，請他先暫緩安樂死的提案，「他們很緊張。」林政則對我說。

這段期間江綺雯持續和趙可式合作，推廣安寧緩和療護。同時，認同安寧醫療的醫院和醫護人員越來越多，並且陸續成立安寧病房或安寧照護團隊，如臺大醫院、慈濟醫院、恩主公醫院、彰化基督教醫院等等。在安寧實務漸漸擴大但推行安寧照顧卻無法律依據，並且造成醫護人員困擾的情況下，醫護人員也開始加入推動制定安寧療護法案的工作。一九九九年，更好的機會來了。江綺雯被徵召選立委，並成功選上第四屆立法委員。

「我八七年選上立委，進去第一個就是把這法提出去，當時叫自然死條例。」江綺雯說。

江綺雯進入立法院後，想辦法成為委員會的召集委員，因為這樣就可以優先把自己的法案排進去審查。而一九九九年前後，可以說是病人權益法案豐收的一年，兩年內，連同行政院的《緩和醫療條例草案》在內，共有林政則的《善終人生選擇權條例草案》與《安寧照顧草案》、靳曾珍麗的《末期病人醫療選擇權草案》和江綺雯的《自然死條例草案》在內共五個法案等待審查。除了《善終人生選擇權條例草案》第六條的「福利安息措施」是讓病人以人工協助注射或口服藥物達到「無痛死亡」，也就是安樂死之外，其他的法案都大同小異，因此在經過協商之下，最後定名為《安寧緩和醫療條例》。

三讀通過

臺灣人忌諱死亡，所以雖然是討論末期病人死亡權利的法案，但所有人都不樂見三讀通過的法律上頭有「死」這個字。因此，雖然江綺雯所提的《自然死條例草案》其實就是一九七六年加州所通過的自然死法案，但法案的名稱並不是如此。

江綺雯笑著回憶這段過程。「我認為真正的安寧就是自然死，也就是因為我的這個名稱，所以大家會覺得印象很深。」

「他們就說不要有『死』這個字啦，」江綺雯笑著說，「有的說安寧，有的說其他的名字，弄到最後就好吧，用安寧緩和醫療條例。」

有趣的是，在二〇〇〇年四月二十七日的併案審查安寧相關五法的聯席審查會議上，立法委員朱立倫發言詢問列席的衛生署副署長張鴻仁，如果行政院的《緩和醫療條例草案》通過了，是不是就代表國內可以接受安樂死，請他就這個部分進行澄清。張鴻仁回答朱立倫第一句話就是：「行政院的版本並不支持安樂死，我們支持的是自然死。」

雖然法案已經進入審查階段，同時也凝聚了大多數立委的共識，但立法講究的是妥協與協商的藝術。一個法案的審查有贊成者也必有反對者，特別是當時雖然有許多醫院已經開始推展安寧療護，但反對的醫師也所在多有。當時屬於醫界立委之一的賴清德，一開始便對法案持保留態度。

「我覺得法的部分並不太難，因為我們說的非常有理。現在就必須去面對像是賴清德，或是一些醫生的反對，那就讓他們說個夠，說清楚，然後一個個去解決。」江綺雯說。

原本江綺雯打算讓安寧緩和條例在二〇〇〇年的母親節那個禮拜通過，「讓家庭能夠面對，因為通常照顧病人的大多是母親，後來就晚了一點點，當時賴清德早就磨好了。」結果五月十五日的二讀會上，並未參與黨團協商的劉光華，就議事程序的問題和主席槓上，最後要求暫停休息。

「還好只是暫停，沒有說退回，退回我們就完蛋了。」

幾經波折之下，由原本五個法案協商出來的《安寧緩和醫療條例》，在二〇〇〇年五月二十三日上午十一點四十五分三讀通過，成為亞洲第一個自然死法案，並且在七月一日正式納入健保給付。安寧緩和療護自康泰醫療基金會在一九八三年開始推廣的十七年後，邁入另外一個重大的里程碑。

安寧療護的困境

從二〇〇〇年《安寧緩和醫療條例》的通過與施行以來，臺灣的安寧緩和療護已經從原本的居家安寧，拓展為完整的安寧共照、住院和社區安寧照護等形式。到二〇一八年九月的最新統計，全臺灣總計有六十七家醫院提供安寧住院，總計七八九個床位、一三七家醫院提供安寧共同照護、一〇八家醫院提供安寧居家服務，以及二四七家的社區安寧照護。照顧對象也從原本的末期與漸凍症病人，擴大到八大非癌症的末期病人。同時，預立同意安寧意願註記人數也即將在今年突破六十萬人，不但讓DNR以及拒絕無效醫療的觀念逐漸進入人心，病人自主權利意識逐漸抬頭，在前立法委員楊玉欣的催生下，二〇一五年的十二月十八日通過《病人自主權利法》，於今年的一月六日正式施行，進一步保障病人的自主權利。

錦上添花的是，經濟學人資訊社在二〇一五年公布的臨終病人死亡品質全球調查，臺灣在全球的排名為第六，亞洲的排名則是第一，表現可以說是相當亮眼。不過，當年推動《安寧緩和醫療條例》立法的江綺雯，轉任監察委員之後，在二〇一六年五月，她以社區安寧照護「制度不當」與「成效不彰」，糾正衛福部。

江綺雯推動安寧緩和療護，一路走來，她也看到許多有待解決的困境和問題。

「有些醫院變成掛羊頭賣狗肉，非常不好。趙老師有一陣子很沮喪。我收到很多人的反映說，我聽妳講妳的經驗，實際照顧人的驗證，我們都覺得很好。可是，親自去的時候卻不是那樣一回事，」江綺雯嚴肅地說，「意思就是說，我們再繼續做宣傳，再繼續社教，這樣對嗎？因為配合的東西搭不上來。」

江綺雯拿起桌上的一份文件，這是她在二〇一八年七月巡察國衛院時所提出的書面意見，裡面有一段話充分說明趙可式的沮喪：「……安寧病房有六十七家，但平均占床率不到六十％，口碑好的醫院一床難求，口碑壞的門可羅雀，政府卻毫無管理措施……有些有著二、三千床大醫院的安寧居家護理師甚至只配置一人，如臺大醫院與臺北榮民總醫院，如此怎能提供有品質的照護呢？許多醫療機構的安寧居家療護服務病人數，每年都只是個位數字……『安寧共照療護』也號稱有一三七家，但根據病人／家屬的實際經驗描述，有些醫療機構的『共照護理師』只有向病人打聲招呼而已，毫無實質貢獻，政府只管給健保費用，至於療護的品質，就沒人在管了！」

而幾位民眾的申訴書更讓我看得心驚，不外乎就是江綺雯所說的，民眾聽了安寧宣教，說服家人接受安寧療護之後，卻發現不是原本所聽到的那樣。甚至有位醫學生在信中說，他有上過安寧療護的課，之後對安寧療護有很大的信心，相信在面對自己家人過世時會有醫護人員協助、給予實質的幫助及心理支持，但直到面對自己家人離去，「卻才發現跟自己想像的很不一樣。」另一位說服癌症末期父親接受安寧療護的陳情民眾甚至寫道，「原來安寧療護真的只是『等死』！」

江綺雯直指問題核心，她認為安寧療護推廣這麼多年，最缺乏的是「訓練，還有當然要有對的人，有些人不見得適合。」她說。

吐大便也可以微笑

劉奕聽著蔡兆勳的說明，不時地點頭並以「嗯」回應。

「我都準備好了，但是我不願意面對後面這個痛苦，所以我現在要趕快，就（讓生命）這樣結束了吧，就這樣，我就不用承受這個痛苦。」蔡兆勳回應劉奕說的，病人說準備好了，卻不想承受後續痛苦的過程。「我想要表達的是，當一個人沒辦法承受這些痛苦的時候，其實是他靈性上有很大的痛苦。」

「嗯！」劉奕點頭。

「這兩個（安寧與安樂死）有什麼不同呢？其實出發點都是好意。」蔡兆勳見劉奕的反應，接著說。

蔡兆勳認為，不論是安樂死或是安寧緩和療護，出發點都是好意。不同的地方在於，安樂死是因為病人很痛苦，在無法承受這個痛苦之下，請醫師協助他結束生命。安寧療護則是，醫師知道病人很痛苦，所以要協助病人改善痛苦。

「那我為什麼一直滔滔不絕解釋這個事情？剛才我為什麼會講很久？我想讓大家了解，其實這種痛苦是可以緩解的。」蔡兆勳說。

「嗯！」劉奕點頭，表情嚴肅。

「因為，即使他講說我都準備好了，那我不想要這種痛苦，還是會有靈性的課題，我們不覺得他完全準備好了，我的意思是這樣。我一直深信這種苦可以改善，可以減輕的。」

蔡兆勳舉了一位高中教師的例子，說明為什麼他所說的痛苦可以減輕。

「這也是我印象很深的一個例子。」

一位曾在高中教書的末期病人，原本住院前一兩天還可以騎腳踏車、彈鋼琴，過著和一般人一樣的生活，不會因為症狀而受到干擾，讓蔡兆勳印象很深刻。不過，這位女教師的病況在住院一天後突然發生很大的變化，急遽地走下坡。結果這位老師受不了這樣的變化，因為她沒辦法因應這個痛苦，所以就起了輕生的念頭。當時她剛好被安排住院，結果一位住院醫師跑來問蔡兆勳：「老師，這個病人，」這位住院醫師說得很委婉，「這個病人還好啊，沒什麼痛，也沒怎麼喘，你安排她來住院，老師你的照顧目標是什麼？」

眾人聽到「照顧目標」紛紛竊笑，蔡兆勳也笑著指著劉奕說，「怎麼可以問主治醫師說你住院照顧的目標是什麼？不過我們不會覺得奇怪，這是重點嘛，你該問就問。」

「意思就是說，病人現在不痛也不喘，躺在那邊，幹嘛？」蔡兆勳收起笑容，「他忽略我剛才講的那句話，哪句話？她已經痛不欲生啦！」

一般人包含醫師會覺得，病人前天騎腳踏車，今天雖然不能騎車但還可以講話，然而病人本身卻沒辦法承受這種巨大變化，這就是蔡兆勳強調，「很重要的照顧問題。」

「這個問題如果沒去照顧到，她就很容易走向負面。我們不要說去選擇安樂死啦，她就鬱鬱寡歡，不想對話，因為她感到失落。」

於是蔡兆勳帶著這位住院醫師過去看這位病人。蔡兆勳向病人問候，這位女高中老師對他說：「我前天還可以騎腳踏車，可以彈鋼琴，我現在卻不可能騎腳踏車也不能彈鋼琴，這樣的人生有什麼意思？你讓我早一點走，醫師我求求你！」女教師接著強調，她的兄弟姊妹都不在了，早一點走好。

由於當天剛好有醫學系五年級的學生要到病房，蔡兆勳臨機一動，對女老師說，請她等等，「妳這問題很重要，我等一下回答妳。剛好我們今天有很多學生，我帶他們一起來看妳？」

蔡兆勳認為對方是老師，應該不會拒絕這個要求，結果女老師果然一口答應了。

蔡兆勳把學生分成兩組，一組約十多人，分組帶進病房，然後一起聊天。蔡兆勳蹲在病床旁和女老師說話——這是他和病人說話的標準動作之一，另一個是握病人的手——結果因為蹲太久，一時之間站不大起來。

幾天後，因為蔡兆勳一直很忙，沒空去探視那位女老師。蔡兆勳問那位問他「照顧目標」的住院醫師，那位女老師還有沒有說「想要早一點走？」

「沒有啦，沒有講啦。」住院醫師回答。

「所以為什麼我用這個例子是說，她只要有被愛、被關心的感覺就跨過去了。」蔡兆勳解釋。

蔡兆勳笑著說，現在有越來越多同學問他，「老師你同不同意安樂死？」蔡兆勳說安樂死不是不能討論，而且討論的過程也會讓相關的照顧者更重視末期和重症病人的照顧。不過，蔡兆勳也強調，他想要表達的是，病人真的很苦，照顧者都感受到了，同時支持安樂死的人也是覺得這些病人真的很苦。

「但問題是這些苦有沒有改善的空間跟機會？這個是我要表達的。為什麼我這麼強力，一直講這些例子，讓大家更有能力去照顧這些病人，照顧之後他就不會選擇朝安樂死這個方向了。你知道嗎？他即使因為腸阻塞、吐大便也可以有笑容，你說這人厲不厲害？你懂我的意思嗎？所以你說他已經都準備好了，只是沒辦法面對未來的苦，但我要告訴劉醫師的是，沒啦，他沒完全準備好啦。我要表達的是這個。」

蔡兆勳舉另外一個病人的例子，這位病人還協助他們拍了一個多小時的紀錄片，「他也是說他準備好了，但是他很痛苦，他沒辦法面對這個痛苦。但是我想要再次強調，如果這個苦可以改善的話，他就不會這樣子。他即使吐大便也可以微笑，他就可以過關了，所以我想表達的，為什麼我一直在講說病人的心理、心靈有這麼大成長空間，原因是在這裡。我們不是一味地去反對安樂死，是說，病人與家屬要做這個選擇的時候，其實還有其他的方式，可以把這個病人照顧好。」

當天下午，剛好有臺北某大學的大一學生來緩和醫療病房參訪、做報告，而他們的訪綱第一題就是安樂死跟安寧療護的差別。蔡兆勳脫下醫師袍，在祈禱室內和這兩位學生聊了一個多小時，耐心回答學生們十多個問題。其中，他對於安樂死和安寧療護差異的解釋，正好可以和上午的討論互相對照。

先以一個小時的時間解釋安寧療護之後，蔡兆勳回過頭來用比較淺顯的例子說明什麼是安樂死。「安樂死的出發點，同樣是希望解決改善病人的痛苦，但是用的方法

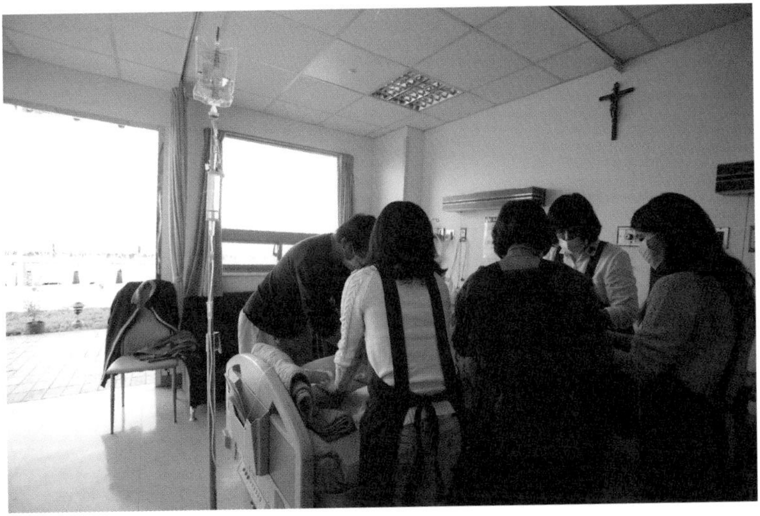

安寧緩和療護重視全人、全家、全程、全隊的照顧，而全隊就是指由醫師、護理師、心理師、社工師、宗教師和志工等專業人員所組成的團隊。除此之外，志工往往扮演相當重要的角色。照片中的志工是一群來自志工團隊「香氣行者」的芳香治療師，正在和家屬一同為昏迷的末期病患進行精油按摩。

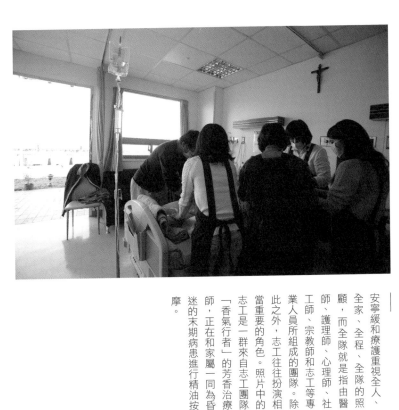

是，因為你很痛苦，沒辦法面對這些痛苦，所以呢，我給你打個針，你現在就走了，結束了。那這是不是真正解決問題呢？」蔡兆勳反問其中一位男學生。

「不是啊，是逃避。」男學生毫不猶豫地回答。

蔡兆勳很高興，「沒有錯，你講得對，這是逃避，這是害怕，這是恐懼。所以他選擇安樂死我們可以理解。但這是好的方式嗎？是真的解脫了嗎？不一定吧？」

「最近不是有一個人去拿到安樂死的通關卡嗎？妳知道這新聞嗎？」蔡兆勳接著問另外一位女學生，女學生回答「傅達仁」。「那妳知道後來為什麼沒有實施嗎？為什麼沒有進行？」

「因為他放不下他兒子。」女學生回答。

「對啊！」蔡兆勳高興地拍手，「所以呢，沒有解決問題？對吧，懂了吧？所以我們在照顧這些問題，相較之下你們就很清楚了，因為他沒有辦法面對這些問題，很痛苦，所以他選擇這個方式去結束他的生命，好像解脫了，但實際上呢，留下來的可能是永遠的遺憾。」蔡兆勳滿意地微笑著。

長路將啟

從二〇一七年十一月十七日開始到二〇一八年二月十二日，每週二次的安寧療護課程，我參與了八堂，到過年前最後一堂課，我帶了同事程兆芸過來拍攝蔡兆勳上課的畫面。下課後我再次向蔡兆勳提起採訪人選的問題，他說，上星期已經和這位可能的人選談過，應該有機會。蔡兆勳習慣性地皺起眉頭思考，接著拿起手機直接打電話：「我現在打給她。就是我上星期五跟你提過的王女士，她昨天住院治療，你要不要過去跟她聊聊？」

「現在？」

電話裡傳來一陣模糊的聲音，聽起來是那位女士。

「他們今天一位先生、一位小姐來找我，你方不方便先跟他們談？看怎樣進行啊？」

「對，她在5W4的十五房一號床，等等要去治療，」蔡兆勳一面回答，一面把手機放遠仔細看了一下。

「你們可以過去了，現在。」

Part 2

活得像個人

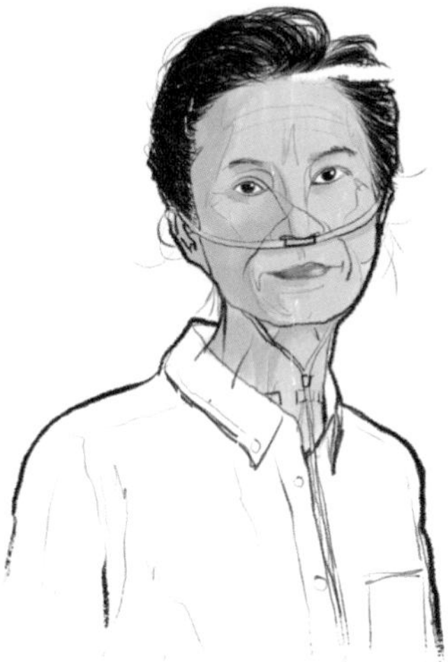

「活著，就是個好。」

——《道濟群生錄》，張萬康

震撼教育

上午十點，我和同事程兆芸三步併作兩步，深怕蔡兆勳介紹的這位女士如果去治療，那就不知道何時才能碰上面了。於是我們從臺大新大樓A棟六樓的緩和醫療病房，一路急行軍到舊大樓，穿越人潮洶湧的中央走道，一口氣來到三樓的腫瘤病房，中途還一度不小心迷了路，而且忘了其實可以從地下通道走到舊大樓，更省時。

「一號床是哪個啊？」終於來到三樓的病房後，程兆芸從其中一間病房探頭進去，昏暗的光線下，我們不確定一號床在哪，只見沒有靠近門、一個簾子半掩的床位，有一位穿著黑色棉襖背心、粉色棉褲，身形瘦削的婦人背對著我們整理東西。空氣裡瀰漫著一股陌生的氣味，既不是藥水味，也不是臭味。

「請問，您是王小姐嗎？」我試探性地問。

「是。」婦人答。「抱歉，不知道你們臨時要來，這兒有點亂，請坐，不用客氣。」

婦人轉過身，一如背影所暗示的，她形容消瘦，雖然病房內的光線不是很充足，她卻戴著一副漸層眼鏡，遮去她大半個臉龐，在陰暗的室內，看不出臉上的表情。

我們連忙各自找了地方坐下來。事實上，小小的病房也只剩下一張椅子和看護床可以坐，三個人在簾子圍起來的空間內談話，顯得有些侷促。

一頭捲髮的婦人，鼻子和上唇之間掛著一條綠色、半透明，直徑約〇點五公分的管子，繞過臉頰在雙耳轉個彎後，從胸前垂到地上形成一團線圈，像是發出螢光似地吸引我的注意。我的視線不自覺地順著地上那一圈圈綠色管子彎來彎去，卻一時找不到盡頭。

「說吧，你們要怎樣進行這個採訪？你們的訪綱？影片要怎樣拍攝，會有腳本嗎？」

婦人的聲音傳過來，把我從那圈管子拉回神。

這位婦人語氣沉穩，不待我們開口便一連串問了四個問題，此時空氣瞬間凝結，只剩下那股一進來病房就已經存在的特殊氣味，以及不知道從哪傳來的咕嚕咕嚕水聲。我沒有立刻回答她的問題，心裡想，主任不是已經溝通好了？

我吞了吞口水，卻感覺它卡在喉結下不去。艱難地吞下口水，我感覺喉嚨發出「咕咚」一聲傳到後腦勺。

「她不好惹。」我心想。

你們沒有腳本？

這位瘦弱的婦人叫王少華，床位上的名牌顯示她今年五十九歲。基於病人的隱私，蔡兆勳並沒有告訴我其他細節，只知道這位在二〇一七年三月二十八日住進安寧病房的女士，是他過去門診的病人，經過詢問願意接受採訪，其他的就等我來問了。

「你們沒有腳本？」王少華坐在床上，瞪大眼睛驚訝地問。在一個角度之下，可以從她的漸層眼鏡隱約看到眼睛。她的眼神有種威嚴，特別是瞪人的時候，再加上漸層眼鏡的效果，我的腦海不斷浮現「極道」、「大姊大」這幾個名詞。我又吞了一次口水。

看得出來她非常了解媒體的運作，難怪蔡兆勳告訴我，王少華在去年住進安寧病房後，非常認同安寧醫療的理念，不但一口答應我的採訪，甚至還熱心地說要寫企劃書，幫他做一連串的安寧宣導活動，讓更多人了解安寧醫療並且協助募款。蔡兆勳當然很高興，但當時他也不免懷疑，都已經被宣告只剩三個星期的生命，王少華能辦得到嗎？雖然宣導安寧醫療的活動到現在還是沒能辦成，但王少華一直惦記在心裡。結果她不但度過那三個星期，而且還活到現在。

癌症末期病人的存活期預估一向是個難題，因為這其中有太多的變項會影響存活期的長短，或者說準確度。第一天參與蔡兆勳的課程時，他說一般安寧病房的病人平均是「三個星期」。當時我還以為是住院的天數，直到後來才了解他指的是平均存活時間。但當時我仍然半信半疑，直到查閱相關統計和資料，以及我在羅東聖母醫院的安寧病房裡，擔任芳療照護師吳宙妌帶領的香氣行者照護學會志工這幾個月，我才發現，原來病人住進安寧病房，真的就差不多是三個星期。

我一直忘不了一月二十四日當天上午，參與羅東聖母醫院安寧團隊會議時，看到病人名單上，曾相談甚歡的病人林紫英（化名）被打上「Expired」

（醫學術語，代表病人死亡的意思）備註時心裡的感覺。她在安寧病房住了二十六天，而那裡的醫療人員告訴我，這已經算久的了。

原來王少華過去的工作是擔任展覽的業務，因此相當了解媒體，又因為這個機構負責電影的行銷和資料統整，因此她對電影甚至紀錄片的拍攝知之甚詳，也難怪她想要了解我們要如何採訪，以及拍攝這部紀錄片。雖然隔著淡藍色的漸層眼鏡，仍然隱約可以看到王少華銳利的眼神投射過來。

「很抱歉，片子還在很初期的訪談，目前我們沒有腳本。」程兆芸似乎因為自己的專業被王少華質疑而不是很愉快，從原本的坐姿站了起來，我揮揮手示意要她坐下。「王小姐，有關這次的專題採訪，我可以給您我們過去的作品，並且詳細說明。」我覺得再溝通下去似乎沒有共識，面對這位強勢的女士，我在心裡盤算一陣，打算如果她的要求我實在無法接受，便直接放棄再找新的受訪者。

「好，因為我要趕著去治療，我們先加Line，保持聯絡？」王少華提議道。

氣氛似乎稍微緩和下來。為了方便聯繫，我們互相加了Line，然後開始閒聊起來。王少華是乳癌末期病人，並且擴散到腦、橫膈膜、肝、肺和脊椎，因此她無時無刻都在痛。「你看我的牙齒，很漂亮對不對？很多都崩了，我因為疼痛，還把臼齒給咬裂了。」在我還無法理解這種疼痛有多嚴重時，她接著說，由於癌細胞擴散，肺部遭受感染只剩下八分之一的功能，因此得靠二十四小時的氧氣輸送才能生活，還順便開了自己坐輪椅時拖著鋼瓶的笑話。

「這是我自己帶來的線，」王少華指著她的鼻套管（nasal cannula），「其實管線有一定的長度，我就自己買了。這條線有七點六公尺，有了這條管子，我可以插在我自己的床頭上面，到我的廁所去。」王少華拉起那條線給我們看。

「原來如此啊！」總算解答了我的疑惑。為了方便移動，王少華的獨生子夏豪廷在去年十二月買了一部攜帶式製氧機給她當作生日禮物。比起一般笨重的製氧機，這部機器只有二．六三公斤，不但輕便許多而且可以隨身攜帶。回到家裡，王少華改用一般的製氧機，只要接上那條長達七．六公尺的線，在家裡一樣可以來去自如，就跟一般人沒兩樣。

「我能夠主宰我自己，這很重要。」她說，所以，包含醫療決策在內，都是由她自己決定該怎麼走，所有的表單都自己簽。

氣氛漸漸熱絡起來，沒有原先那樣地緊繃，王少華相當健談，大多數的時刻都是她在說話，而且她那偏中低音的聲調，一點也沒有末期病人或是肺只剩下八分之一的樣子。

我可以感受到她很誠懇地想要為蔡兆勳做安寧療護的宣導工作，因此答應我們的採訪要求，還把她大半輩子都講完了，但細節顯然還要再溝通。

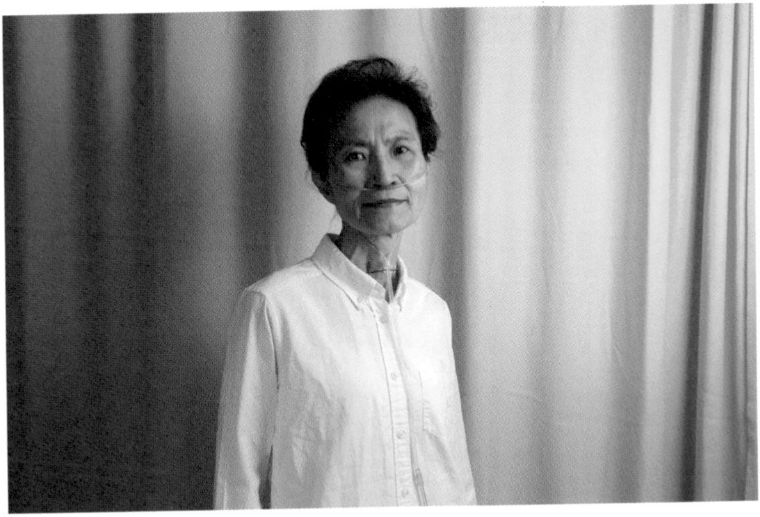

我在病房內幫王少華拍人像照，拍完拿給王少華看，她看完感傷地說：「朋友一定都認不得我了。」

「好，我們走！」王少華對探頭進來的醫務人員說。「啊，我得去治療了，我們再聯絡，我一定會全力協助你們！」

目送王少華坐著醫務人員推來的輪椅，然後像陣風一樣地離開病房前去治療，留下我們和空氣中那股伴著呼嚕呼嚕聲音的陌生氣味。

那股氣味和呼嚕呼嚕的聲音，原來是王少華放在病房裡，用來殺菌的迷你臭氧清淨機。

初三的盛宴

我和程兆芸就像被剝了一層皮一樣，虛弱地走出臺大腫瘤病房。

因為時間緊迫，過去我認為適合採訪的安寧病人都已經離世，但王少華似乎還得花些時間與精力和她溝通，權衡得失之下，我有了放棄的最壞打算，計畫把採訪重心放在二個星期前採訪的另一位病人，五十五歲的安得烈。

不過程兆芸擔心的地方和我不大一樣，她需要的是畫面，難度比文字更高，所以她沒打算這麼快就放棄。

事情有了轉折。沉寂了二天，二月十四日上午，我收到王少華的訊息：「嗨，我在這裡！我兒子說：『遇到拿筆爬格子的，最好少開口、少說廢話，以免釀禍！』我想，有這麼嚴重嗎？算了，還是聽兒子勸告吧！」我把這件事情告訴程兆芸，她告訴我，王少華有和她聯繫，因為她初三出院後，會直接到竹南參加家族聚餐，如果我們要去，也許可以拍攝一些畫面。

我很訝異王少華主動提出這樣的邀請，但同時又傳給我這個訊息，我感到迷惑。

「可是她給我的訊息是友善的，所以我不知道是發生什麼事。」程兆芸說，「我今天過去跟他們聊聊。」由於隔天就是除夕，我已經在南下的列車上，因此只好由程兆芸出馬過去了解狀況。我心想，這樣也好，女性對女性或許會比較容易打開話匣子，建立更穩定的關係。

這天剛好就是西洋情人節，下午程兆芸帶著鮮花到病房裡探望王少華母子。三個人就這樣一路聊到八點，最後欲罷不能，王少華還帶著兩人溜出醫院，到外面的餐廳一起吃飯，然後聊到十一點餐廳打烊，最後像是錯過宿舍門禁時間的住宿學生一樣，靜悄悄溜回病房。

「她其實是個很熱情、很有感情的人，她的兒子很理性、邏輯，兩人像戀人一樣地相處。」程兆芸說。

痛，至少知道自己還活著

「Hi，兩位，之後我們在這邊交換訊息，比較方便。」二月十七日，王少華主動建立了我和程兆芸三人在內的群組，以方便日後的聯繫。「我不用打字打到手抽筋～～」王少華在群組裡說。

自從情人節那天的聚會深談之後，王少華似乎放下原有的疑慮，顯得開放許多，也開始展現她獨有

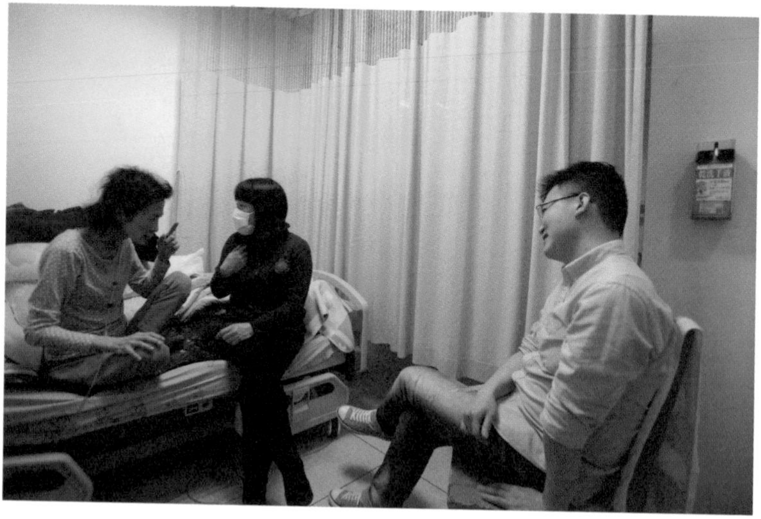

——王少華與下班後的獨子夏豪廷在病房內和探病的友人閒聊。王少華在夏豪廷只有五歲的時候就開始生病，不但自己得往醫院跑，還得照顧當時同樣住院的母親，對單親又是獨子、今年二十八歲的夏豪廷而言，等於有記憶開始，便是一連串進出醫院的生活。

的幽默感。

我們開始在群組裡聊一些生病之外的話題，就像一般的朋友那樣，在群組裡閒聊甚至瞎扯，根本不像是和一位癌症末期病人對話，以至於我常常忘記她是位癌症末期病人，同時有著呼吸上的問題。就只是一位溫暖的長輩，常常和我們聊到深夜，或是在深夜三、四點看我們睡了沒，如果發現群組裡「有人」，「點名」之後就會趕我們去休息。

「蛤，有人跟我一樣夜未眠？報上名來！」

「是我！」我在群組裡回答，此時是凌晨三點四十五分。

二月十八日大年初三凌晨，王少華在群組裡細心地為我們說明當天的交通路線以及行程，還熱心地提供了幾個當地可以順便參觀的景點後，她不放心，又再補充說明她當天出院的流程，希望我們可以把交通時間縮短到最少，結果沒想到有人還沒睡。

我請王少華趕快休息，天亮後還有很多事情需要處理。

「我是痛到無法睡。」她回答。

王少華的腫瘤已經擴散到頭蓋骨、肺、脊髓和橫膈膜，對癌症病人而言，疼痛是他們最困擾以及害怕的症狀之一，王少華也不例外。我想起第一次見面當天她就告訴我，她的牙齒一直崩落，臼齒還因為疼痛而咬裂，所以裝了一些假牙。

國外針對癌症疼痛的研究指出，超過三分之一正在接受癌症治療的病人，以及像王少華這樣具有轉移性質或末期的癌症病人，會有疼痛症狀，同時，有超過三分之一的癌症疼痛病人，他們的疼痛程度是中度或是重度。而臺灣的癌症病人疼痛盛行率則是三成到八成五，比例相當高。

除了肉體的疼痛，安寧醫療之母桑德絲醫師更進一步提出「整體痛」的概念，而這也是我最常聽到蔡兆勳掛在嘴邊的名詞。桑德絲觀察到末期病人的疼痛，其實不只是來自肉體，更來自心理、社會以及靈性的痛苦，因此，安寧醫療不只是要處理肉體疼痛，更需要處理的是整體痛。

所以，緩解末期病人的疼痛症狀，是安寧療護的重點之一。蔡兆勳曾經在安寧療護的課堂上提過，心理的痛，常常會讓肉體的疼痛加劇，相反地，如果心理或靈性上得到安慰，肉體的疼痛也會減輕，不再那麼痛。他舉例，「如果心情好，八分的疼痛也會變成三分，反過來也是。」

一般醫院評估疼痛，最常用的工具是叫做「數目計算量表」和「臉部表情量表」兩種量表。後者常常可以在病房看到，比如王少華的病房牆壁上貼著一張「我今天有多痛」和「心情溫度計」。量表上面有六個臉，分別代表「不痛」到「最痛」的程度，底下有一個標記滑軌，可以把標記滑到病人覺得代表疼痛的那個臉上。而蔡兆勳在課堂上所說的「八分」和「三分」，則是數目計算量表中的「重度疼痛」和「輕度疼痛」，「零」代表不痛，「十」則是最痛。

雖然疼痛是癌症病人常見的困擾來源之一，但也有學者調查發現，有將近七成住院接受癌症治療的病人，和四成因為癌症疼痛前往門診的病人，沒有得到足夠且適當的疼痛控制，在這方面，顯然還有很大的進步空間。

因此，安寧緩和療護團隊對於安寧病人的症狀控制，有一大部分就是疼痛的評估與緩解。一般來說，用來治療與緩解癌症疼痛的藥物有三類，第一類也就是一般人都聽過的非鴉片類止痛藥，比如普拿疼以及「非類固醇消炎藥」。第二類是鴉片類止痛藥，如可待因、Fentanyl貼片和口頰溶片（另一位受訪者安得烈曾跟我說：「一片，九百，二小時貼一次」），和許多人會產生毒品聯想的嗎啡。第三類則是輔助止痛藥，比方一些抗憂鬱劑和肌肉鬆弛劑，也能用來作為輔助止痛。

另外，桑德絲的整體痛概念所衍生出的全人照顧，則是會使用非藥物的治療方式來處理疼痛，如心理治療、靈性關懷等等，就是蔡兆勳所說的「心情好，疼痛也會變小。」

即使在還沒有安寧緩和療護觀念的時代，臺灣醫學界也有醫師注意到這個現象。一九七六年十一月一日，在《聯合報》所舉辦的安樂死座談會上，一位臺大醫院的年輕醫師陳慕純說，曾經有末期病人整天喊痛，用了嗎啡還是一樣痛，他覺得很奇怪，研究了很久，最後他找家屬談，希望他們在探病時態度可以「開朗」一點，不要一直愁眉苦臉。試著這樣做之後，病人真的不再喊痛，連嗎啡都不用了。在當時醫療知識相對缺乏的臺灣，這很有可能是臺灣民眾第一次聽到，不用止痛藥可以減緩疼痛的情況。

雖然有這些林林總總的疼痛控制手段，但在實際的狀況下，還是會有一些末期病人經歷無法忍受且難以治療的疼痛。根據統計，有高達三成的疼痛是屬於「難以治療」或是「頑固性的疼痛」，說白話就是「痛不欲生」。

我在蔡兆勳的課堂上聽過不少「用掉醫院所有止痛藥」還是疼痛難忍的病人，這對於醫療門外漢的我而言，無疑是相當震撼並且感到不可思議。直到王少華告訴我，因為她對嗎啡過敏，所以臺大醫院所有能開出來的止痛藥她都用過了，我才真正體會到在課堂上所聽到的案例。這該會是有多麼痛啊？

這時候，最後的手段就是「緩和式鎮靜治療」，也就是使用鎮靜劑讓病人的意識「降低」，讓疼痛或是其他症狀獲得緩解，講白話就是把病人麻醉。但這種方式有嚴格的規範，不到最後關頭不會輕易使

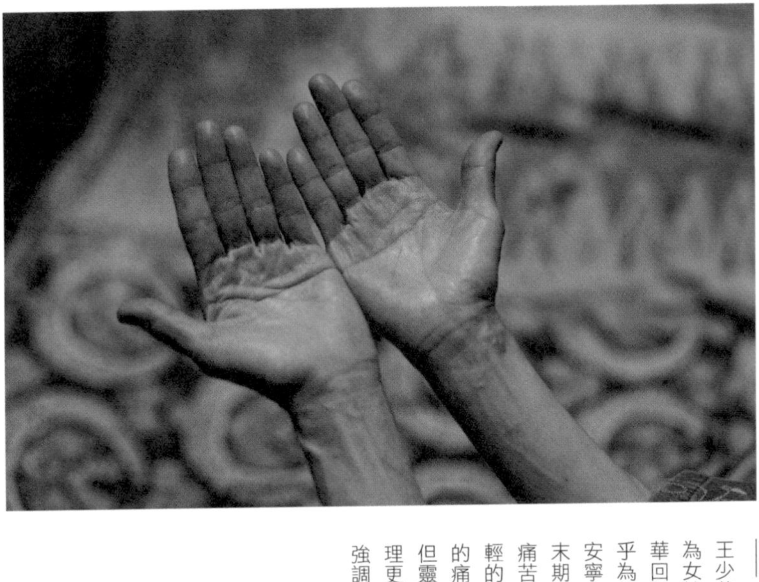

王少華的斷掌。民俗上認為女性斷掌不吉利，王少華回想六十年的人生，似乎為她帶來靈性的痛苦。安寧療護所要處理的便是末期病人所承受的身心靈痛苦。蔡兆勳說，有些年輕的醫師會專注在肉體上的痛苦，比方疼痛控制，但靈性痛苦通常影響比生理更大，也就是安寧醫療強調的「整體痛」。

用。比方病人必須是末期病人，且預計將會在數天之內死亡並且簽署不急救意願書或同意書（DNR，Do not resuscitate「不急救」的縮寫）等等。

談到疼痛控制的極限，臺大兒童醫院兒童胸腔與加護醫學科主任，也是兒童安寧緩和醫療整合照護小組召集人的呂立說，因為藥物控制疼痛無法百分之百，或者藥物已經用完，各種副作用也都出現了，這時候才會在經過和病人溝通之後使用這種止痛方式，讓病人睡著或一直到臨終，因此這種止痛方式也被稱為「臨終鎮靜」。

我無法了解王少華身上的疼痛到什麼樣的程度，但我想至少也是八分以上或是哭泣表情吧？如影隨形又無法有效緩解的疼痛，對她而言，已經像是呼吸一樣的自然。

儘管疼痛難忍，但王少華沒有被擊垮。

「痛，至少知道自己還活著。」她說。

只要我認識你一天，我就把你當一輩子的朋友

程兆芸告訴我，王少華個性很熱血，為人兩肋插刀也在所不惜，這話說

得一點也沒錯。從初三那天凌晨的群組對話到正式登門拜訪，我充分體會到她的獨特個性。就算她是癌症末期病人，只要親友有難，她聽到後絕對還是一樣出手相救，所以兒子夏豪廷常常為了這件事情和她起爭執。

比如三月下旬，某天我和王少華在病房閒聊，她提到幾天後要為一位前輩出庭作證的事。我訝異地看著她，人都已經這麼不舒服了，還要大老遠跑去出庭作證？諸如此類的事情其實不勝枚舉，因此，許多朋友都叫她的英文名字「Echo」，因為她總是有求必應，也因為這樣的個性，讓王少華吃了不少悶虧。

「只要我認識你一天，我就把你當一輩子的朋友。」她說。

餐會在竹南的一個古宅進行，我已經很久沒有見到這樣傳統而且熱鬧的過年景象。王少華的舅舅們對這個家族的外甥女相當熱絡，也對我和程兆芸這兩個陌生人相當禮遇。

王少華席間吃得並不多，大部分的時間都在和家族的長輩或是晚輩聊天，儘管前一天她幾乎沒有休息，但王少華仍然神采奕奕，一點也看不出任何疲憊的樣子，但她毫不隱瞞地說明她的病情，看得出來，她的晚輩們感到十分地訝異，應該是從沒想到她的病情是如此嚴重吧？

我則是和第一次見面的夏豪廷閒聊，除了建立關係，也希望他能夠了解我的工作，因為我對前幾天王少華傳給我的訊息仍然感到疑惑。我不怪夏豪廷對於記者的認知，只希望他能充分了解，他媽媽對於我們的信任不是出於熱血，而是充分理解之後所下的決定。

夏豪廷戴著金屬框眼鏡，短而整齊的頭髮和白淨的臉龐，安靜而不多話，或者說，說話簡潔而直接，比我想像的還要更為友善。他與王少華的關係看得出來非常緊

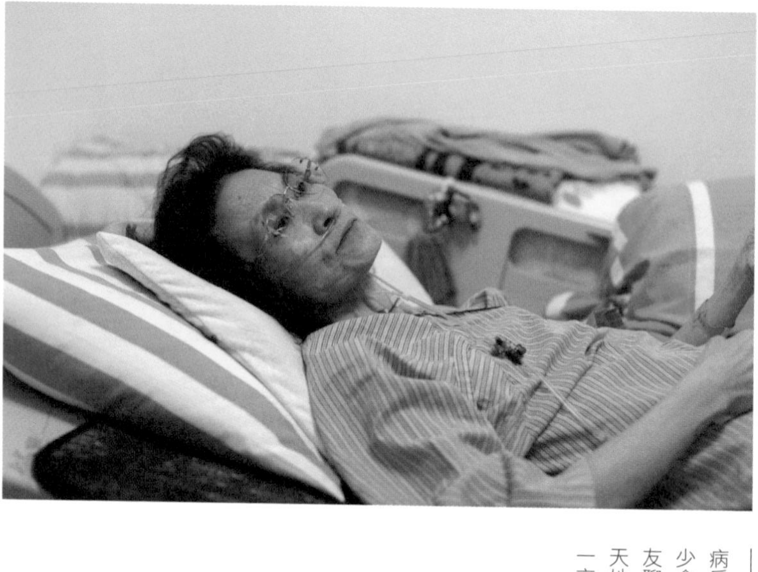

——病房內，健談的王少華很少會躺著和前來探病的朋友聊天，包括我在內。這天她疼痛難忍，躺在床上一言不發。

密，在王少華這麼多年的病史裡，我相信他一定吃了不少苦頭。

由於今天的主要目的是認識並且拍攝一部分王少華的生活畫面，拍攝差不多之後我們先行告退。離開前，王少華分別給我和程兆芸一個大大的擁抱，我感受到她瘦骨嶙峋的身軀，瞬間感到一陣難過。我不知道該說什麼祝賀的話，勉強擠出一句「平安健康」後，還是覺得不是很妥當。

「謝謝你們。」王少華和我們揮揮手道別。

愛犬Prince

初三聚餐結束後，我傳了訊息到群組裡，不過一反常態，過去總是會回訊息的王少華，直到三天後才捎來訊息，擔心了好幾天，看到訊息後才放下心。

「親愛的，」王少華喜歡稱她身邊的朋友們為親愛的，「我終於在躺平了二天後，此刻才真正醒來……」

初三當天，王少華勉強出院之後，便一路趕到竹南老家聚會，因為這是她「一年當中最期待的日子」，也因為可能是她最後一次和家人過年，因此無論如何一定要過去。耗盡了全身的精力，用驚人的意志力硬撐，再加上化療的副作用之下，就算是被夏豪廷戲稱「勇猛如虎」，王少華畢竟是癌末病人，還是在家裡迷迷糊糊地躺了二天，幾乎動彈不得，連回訊息的力氣都沒有。

一有了力氣，王少華又和我們在群組裡聊開。王少華詢問程兆芸前陣子領養的流浪狗「貝貝」的近況，並且主動提到她養了十七年的愛犬「Prince」在去年大年初八去世的事，「十七歲，再過兩天就滿週年，我們要去為牠唸經超渡。」

「Prince走了快一年，我從來都沒有忘記過牠，好心痛！」她說。

我們接著熱烈地聊起Prince的趣事，看著一張張王少華傳來的Prince照片，感受到Prince已經是她的親人，而不單單只是寵物而已。我們敲定隔天初八下午一點半，一起去山上的佛寺為Prince超渡。難得的是，除了剛好有新春法會，更剛好遇上「梁皇寶懺」，篤信密宗的王少華，身體狀況還不錯的時候，每年清明、盂蘭盆會都會唸經迴向給父母和祖父母，所以王少華說什麼也一定要去禪寺，為對她來說已經是家人的Prince超渡。

「對我，請不要客氣，我絕對全力支持你們，只希望能把事情做好！這樣才不會浪費今生與你們相遇的緣。」王少華在Line裡說。

給我雞腿

前往禪寺的交通不是很方便，討論了一陣子，最後還是王少華決定由她開車，一路從新店、景美到板橋把我們載上車，然後由我負責事先採買便當，三人在車上吃完便當後，再一起上山。

「我覺得開車比搭車和叫計程車方便，因為『走』對我來說比較喘，所以開車就會車到人也到！」王少華是典型的務實派，常常會讓人忘記她是癌末的病人。但也因為這樣，反而讓她承受一些讓人意想不到的壓力。

其實對於王少華開車這件事，我一直存在著疑慮。王少華曾經說過，因為她會開車，所以讓她承受了不少異樣的眼光甚至旁人的批評。我感到訝異，「為什麼要批評？」我問。

「因為大部分的人都認為，這麼嚴重的病人，而且還是癌末病人還開什麼車？」她忿忿地說，「還有人覺得我都可以開車了，不就沒事在裝病？」

後來王少華才告訴我，她堅持自己開車的原因。

生病這麼多年，王少華的經濟能力已經大不如前，而她又不願意拖累剛畢業才開始工作的夏豪廷。由於住的地方在半山腰，交通不是很方便，來回一趟臺大醫院的計程車費用至少要一千元，能省則省。再加上她的膀胱曾經破裂，所以常常需要找廁所，自己開車就可以抓時間點，避免尷尬。更重要的是，如果身體很不舒服，還可以在路邊臨時休息，這都不是搭計程車或公車可以解決的。此外，癌症所導致的惡病體質讓她對氣味非常敏感，

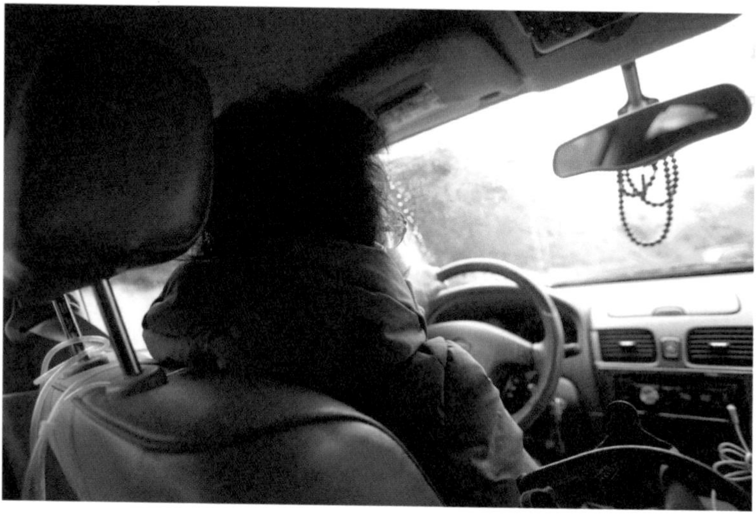

—二〇一八年農曆初八，篤信密宗的王少華，帶我們到新北市山上的一座禪寺，為她去年初八去世的狗兒Prince超渡。在風雨中我終於相信，原來即使已經是癌症末期的王少華，真的都是一個人開車住院出院，而且還很會開車。

如果有菸味或食物的強烈氣味，王少華就會反胃。

討論完的晚上開始下起大雨，氣溫也再度降低，我不禁擔憂王少華的身體，尤其她凌晨五點傳訊息過來說她又一夜未睡，加上風大雨大，希望我們再次考慮是否要跟她去山上吹冷風，難得遇到這麼好的機會，她一定要上山為Prince超渡。我當然不可能被勸退，程兆芸也是，我們還是按照計畫上山，風雨無阻。當王少華真的開著她那部破舊的日產汽車出現在我眼前時，我終於相信她會開車——而且是很會開。

「不好意思，要請你從左邊車門進來。」王少華搖下車窗，「裡面很擠，請你多擔待！」

車門一打開，我終於了解初三的時候為什麼王少華要我們搭火車。因為車子後座塞著兩支二十公升的氧氣鋼瓶，另外兩瓶是小的，剛好就占掉一個人的座位。所以後座擠進一個人剛剛好，但如果要再塞一個人，那就勢必有人要盤腿坐在椅子上。不用想像那個滑稽的畫面，光是坐就已經很困難，如此待客之道，王少華說什麼也不可能讓人委屈。

由於比預定的計畫晚了一小時，因此我們決定不在路邊停留吃飯，希望趕在一點半前可以抵達。

「你們趕快吃，不然到了那邊就沒時間吃飯了！」王少華一邊在大雨中不斷超車，一邊要我們趕快在車上吃飯。

「少華姊你怎麼辦？你不能不吃東西呀！」我看著特地為王少華買的熱騰騰的雞腿便當。

「那給我雞腿，」王少華雙眼緊盯著前方道路，俐落地用左手操控方向盤，然後把右手伸了過來。

「我在路上吃！」

活得像個人

此時，在我和程兆芸少見多怪的目瞪口呆中，眼前的王少華彷彿變了個人，就像她說的「車到人也到」那般人車合一，行雲流水地在大雨中優雅卻又快速地一路超車、前進、超車，我只差沒把「〇〇寺車神」給喊出來，沒見過這個情景的人，絕對不會相信這是一位末期病人開的車。

「我才不要像個病人一樣只會躺在床上唉唉叫，我要活得像個人！」轉眼問王少華已經把雞腿吃完。「誰說病人只能躺在床上？我偏不要！」

我們就這樣親眼見識王少華開車的功力，至此我已經完全相信眼前這位瘦弱的女士完全有辦法駕馭車子，於是大夥便放鬆地在車內開心聊天。

我們在風雨中開了將近半小時，終於來到山上的禪寺，快到停車場前，王少華再次問我會不會開車，之前她已經在群組裡問過了，我回答會，但已經很久沒開，恐怕技術已經相當生疏。當時我不明白為什麼她要問我這件事，到了停車場，我終於明白她為什麼一再問我這個問題。

「因為我這個樣子，他們都覺得不應該開車，所以我希望你幫我把車停進去，不要被他們看到是我開的車。」王少華遠遠望著停車場負責管制車輛的志工說。

「這個世界，重病的人都應該躺平，不會自己開車！笑死人了！不知道是誰規定的？」現在我懂了，「好，我來開。」我說。

然而我已經多年沒有駕駛經驗，而且剛好停車格又是困難的中間位置，我怕擦撞隔壁的車輛，不得已只好把車開到停車格前，再趁著停車場的寺方志工不注意時，趕快換手讓王少華停進去，幸好沒有人發現。

我想起昨天在聊Prince法會的時候，王少華突然說，「臺灣人，美其名說親切，其實是喜歡八卦。只要是聽到我癌末，就好像我前世殺人放火、無惡不做一樣，什麼業障、還債……」雖然Line看不到表情，但我彷彿可以看到王少華的無奈和憤怒，「大家的反應是彷彿『業』會傳染，他們好像也都看到我前世的『惡行』。」

「想到『業』，真的會教人全然無力反抗……」王少華在Line裡說。

到這一刻我才發覺，原來當一個人生病，特別是癌症或特殊疾病的時候，除了得面臨肉體的痛苦、精神的折磨以及死亡的威脅，還得面對旁人有意無意的歧視眼光，還有許多無謂的解釋所帶來的痛苦。

二十三歲的骨肉瘤病人蔡孟儒也告訴過我類似的話。她的一位女性朋友，年紀只大她三歲的淋巴癌患者Ani，曾因為化療頭髮掉光，在路上騎車時被路過的卡車司機罵「人妖」。我從來沒有想過，癌症病人除了本身的病痛，還得面臨這些無所不在的歧視和言語暴力。

「真的很讓人火大。」我在撲面而來的風雨中暗自咒罵，傘還不小心開了花。

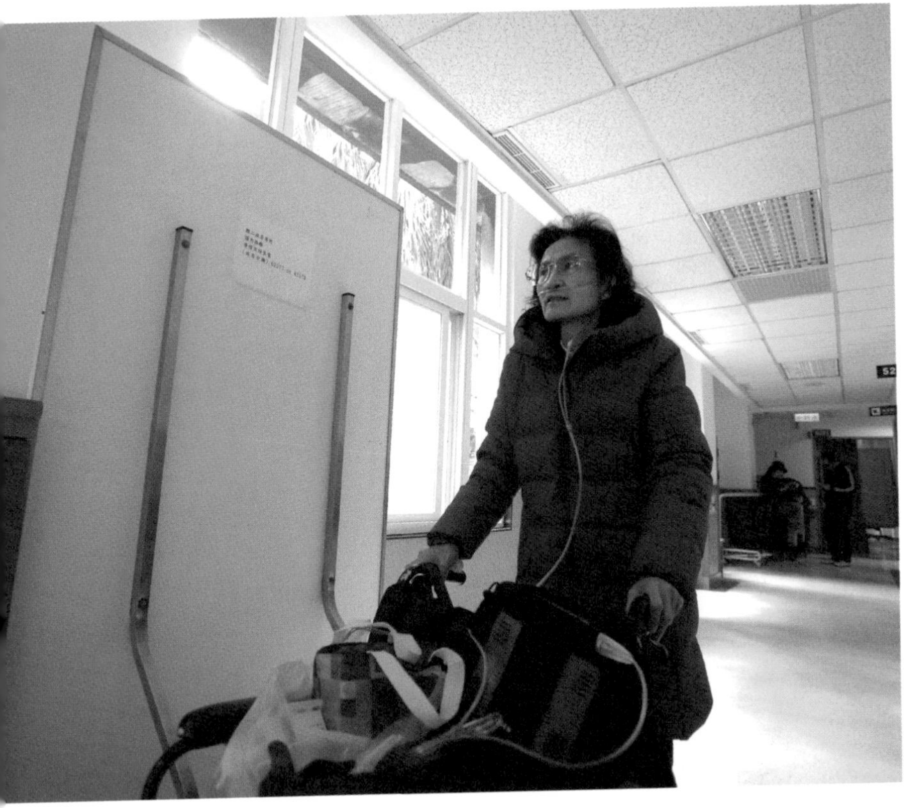

一個人開車來住院，同樣也一個人出院的王少華，在夏豪廷把大型的物品搬上車後，她把剩下比較小型的物品放在輪椅上，一個人推著準備辦理出院。路過時一面和病友、護理站的醫療人員擁抱，但沒有說再見。

唉唷，是這樣喔！

禪寺此時已經傳來陣陣的誦經聲，前來參加法會的信眾已經齊聚在大雄寶殿前禮佛。在梵唱聲中我們趕緊先去為Prince登記牌位，以及進行相關的程序，今年王少華因為身體狀況不佳，無法全程參與，加上夏豪廷又因為公事無法請假陪同，所以等會兒登記完牌位後，王少華就會回家為Prince誦經迴向。

「……都是『業』，如果此生沒有解決，來世還是會落入輪迴，非常痛苦。」負責登記的法師對王少華說，「我就是在二十四歲那年生了一場大病，才因此大徹大悟。」

王少華沒有多說什麼，繼續和法師討論佛法，她手上拿著一張自己製作，約莫名片大小的小卡片，那是她之前說過，隨時帶在身上的卡片之一。上頭寫著王少華、夏豪廷和Prince，以及家中的地址，還有一張夏豪廷抱著她，愉快地笑著的彩色照片。

又聽到「業」這個字，我不禁在心裡翻了個白眼，但王少華想必多年來受過多少這樣的「好意」開示，不然她也不會說出「想到『業』，真的會教人全然無力反抗。」這樣喪氣的話，應該也差不多有免疫力了。

填妥相關的表格，王少華決定在外圍跟著誦經一會兒，如果體力不能負荷，還有椅子可以坐著休息，至少還算是有參與到這個法會，比較不會那麼感到遺憾。

「她是你們的誰，母親嗎？」在外圍負責管制人員進出的志工阿姨，見我們身上沒有參加法會的識別證，在涼亭休息區問我。

「不是，她是我們的朋友。」我回答。

「是喔？那你們等等可以在這邊跟著誦經沒關係，不要進入中間那一區就可以，」她接著小心翼翼地問，「請問她怎麼了？」想必她是見到王少華臉上的鼻套管，擔心她的身體狀況，所以試探地問。

誦經聲透過廣播，讓我說話很費勁，我只好湊過去：「乳癌末期，是乳癌末期。」

「唉唷……是這樣喔。」她下意識地縮了回去一步，我知道她沒有惡意，但她這個舉動，還是讓我感到不是很愉快。

「我有位朋友之前也是癌症，很辛苦。」志工阿姨試著接話，但一聲聲「南無光明尊佛」的梁皇寶懺誦經聲，夾雜著雨滴打在遮雨棚的轟隆聲中，彼此的聲音都被蓋了下來。我笑著答禮，便轉過身和王少華、程兆芸一起誦經，為不曾謀面的Prince專心祝禱、迴向，暫時不想管這人間鳥事了。

我是病人！

原本打算登記完Prince牌位後，王少華便直接回家，在家中為Prince誦經迴向，但她臨時改變主意，想要繼續參加法會，沒有想要離開的意思。我不忍心提醒她回家，只好隨著她一起繼續誦經，但也不免擔心她的體力是否可以負荷。儘管不久前王少華在雨中神勇的開車技術讓我大開眼界，暫時忘記她是末期病人這件事，但看著她瘦弱的背影，還是不免又擔心起來。

「我們到前面去？」法事上半場結束，寺方宣布休息二十分鐘，王少華想趁這個機會到殿前行大禮。我和程兆芸一起扶著她繞過人群，於是這二女一男——一個小平頭女子、一位生病婦人、一個中年男人的奇異組合，就這樣迎接一雙雙投射過來的好奇、刺探的眼光，緩慢地走到大殿前。

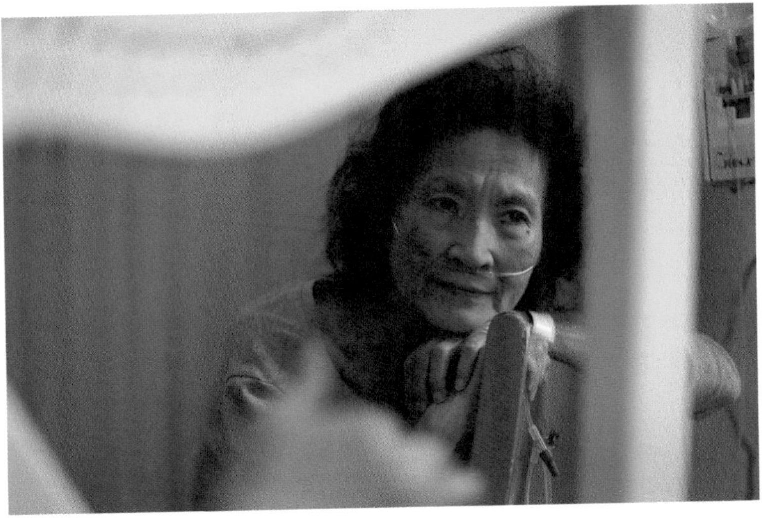

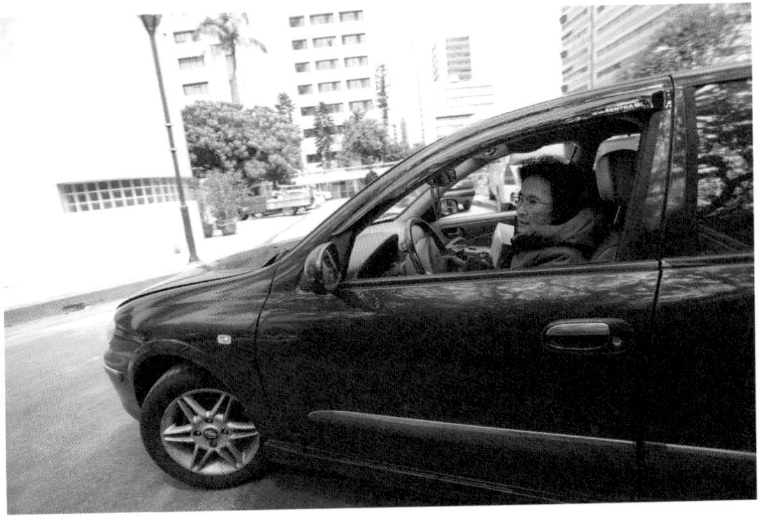

上
王少華的友人說，可以為她彈奏喜歡的歌曲，我問王少華想聽哪首歌，王少華不假思索地回答：「如果還有明天」，接著自顧自地唱了起來。但友人說，她不會彈國語歌曲。

下
蔡兆勳說，他見過的年長末期病人，絕大多數都不願意「麻煩」子女，王少華也不例外，辦完出院手續後，一個人開車離開醫院。也因為這樣，讓她身邊的部分親友認為她在「裝病」。

王少華似乎有些激動。她把隨身製氧機放在地上，然後整個人伏在地上行大禮，「三跪九叩」。她緩緩地跪下、合十、叩首，虔誠、謹慎而吃力地做著每一個動作，每一個動作都得耗去大量的氧氣，而她的肺只剩下八分之一，一五八公分的身高體重卻只有三十五公斤，在羽絨外套包裹之下，看起來就像隨時會倒下的枯枝。

我不是佛教徒，卻深深被這一幕所感動：她對Prince的愛，珍惜生命的意念，已經遠遠超過自身肉體的痛苦，而這是超越物種、超越宗教的愛。否則她又何必在這樣一個風雨天，拚著自己孱弱的病體，大老遠地辛苦開車上山，只為了迴向給愛犬呢？

「法會即將開始，請諸位就位。」廣播提醒法會即將開始，信眾們紛紛就坐。

「我們先到場外吧。」為了避免法會開始後我們三人卡在會場前的尷尬局面，我扶起王少華，拉著她的手趕緊離開，程兆芸則在前面開路。

走沒幾步，我牽著王少華的右手被扯了一下，我下意識地轉頭。

「等、等我，我是病人！」

王少華的臉色慘白，吃力而呼吸急促地吐出這一句話，這一刻我才瞬間驚覺她仍是末期病人，而且剛剛還行了三跪九叩大禮，我竟然還拉著她快步行走。

「少華姊對不起。」一道歉已經來不及，我們三個人就這樣站在法會會場前面，我已經不管那些投射過來的眼光，先讓王少華休息再說。

過了有如十年般遙遠的一分鐘，王少華臉上漸漸有了血色，也不再那麼喘，我們趕緊扶著王少華到外頭的涼亭休息。雨似乎越下越大，但我們只有車上一支傘，眼見王少華用掉太多體力，拿了王少華交代的聖水後，我們趕緊開車下山，讓她早點回去休息。當然，她還是堅持一路開車回新店，一路送我們回家。

王少華在車上漸漸恢復了體力，我們一路開心地聊天，但我的腦海卻還是停留在剛剛她拉住我的手，差點講不出話來的那一幕。

病房生活家

所有的病房都長得一個樣子，卻也都不是相同的樣子。

病床、遮簾、標示牌、架子、陪病床，還有日光燈，一切都是為了有效率地治療病人，而不是想辦法把病人留下，所以它們就都是那個樣子。通常病床很少有空下來的時間，而直到有病人住進來，隨著病人的個性和生活習慣，病房才會被在可以接受的情況下進行「改造」，變成病人喜歡的樣子。

通常安寧病房為了要讓病人和家屬盡量有家的感覺，因此在病房的設計和規劃上，都盡量朝人性化的方向設計。最明顯的就是燈光和配色。病房不但會比一般病房還要寬敞一些，同時燈光也明亮溫暖，不會有一般醫院的生冷和僵硬。

有一回我和程兆芸在臺大新大樓按錯電梯，跑到其他一般病房的樓層，才一出電梯門，亮度明顯暗下來，程兆芸「唉唷」地喊了出來。

「怎麼差這麼多？」她驚訝地說。

因此，除了衛福部所規定的安寧病房必要設施如洗澡機，其他的環境規劃也都和一般病房有著相當大的差異，這一切都是要讓病人和家屬有最好的生活品質。不論是否會在這裡走完人生最後一段路，都希望他們能夠專注在親人的彼此陪伴。

王少華便是在去年住安寧病房時，感受到自生病以來所不曾有過的體驗。

「整個安寧的團隊裡面，給我那個滿滿的、那種沒有罣礙、沒有恐懼（的感覺）。」王少華回憶，「很痛，趕快就開藥給你。」以病人為主體，傾聽和陪伴，比如宗教師、心理師和志工的照顧，這和已經習慣醫院生活的王少華、過去二

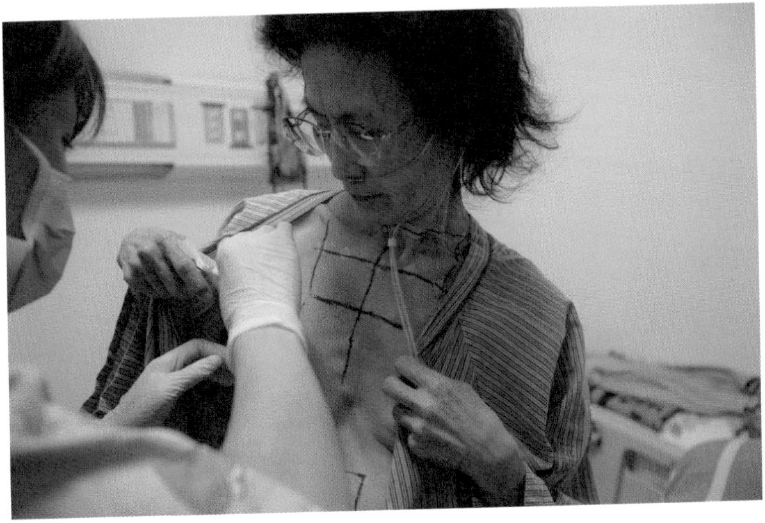

護理師前來幫王少華處理右胸的乳癌傷口，身上的藍色線條是隔天準備進行放療的定位線。

十多年的治療經驗實在很不一樣。

「那這麼好的環境，好像我在住飯店一樣，我每天早上就會稍微化妝一下，然後我泡一杯咖啡或是阿華田，或弄個巧克力，或弄盤水果，就播放我的輕音樂。」她開玩笑地說，一天三六〇〇元的單人房，舒適的環境就好像住飯店一樣，一點也沒有面對死亡的感覺，連醫生都感到震撼。

王少華的想法很簡單，卻也非常不簡單。在她從壯年到現在長達二十多年的病史，加上她天生幽默和自我安慰的能力，以及來自生活當中的苦難也好，歷練也罷，一旦人生有了充分的選擇權，到了生命的最後一段時光，當然再也不用在意他人的眼光，想要做什麼就做什麼。

「所以是非常非常的那種……我應該說，很滿足。」

「我希望能夠主宰我自己，這很重要。」

王少華徹底貫徹這件事。舉凡住院出院、各種表格書面資料填寫，王少華從不要夏豪廷處理，就連住安寧病房，也是她自己開車到醫院。

於是，只要是王少華住的病房，一定充滿她的個人風格：掛在床頭的天珠和佛教信物、床頭櫃上的迷你臭氧清淨機、不時從手機傳出來的輕柔的輕音樂，當然還有地上那一串彷彿螢光棒，用來連接氧氣機的綠色管子。而這一切就像她梵文名字「Shanti」的原意一樣，平靜而祥和。

我們來幹嘛？

二〇一七年住進安寧病房四十九天之後，因為水腫的症狀一直沒有多大改善，主治醫師照會腫瘤科討論後，王少華決定「轉學」到腫瘤病房進行化療，希望可以藉由化療把移轉到肝臟的腫瘤縮小，讓腹水改善，不用重複每隔五天就得進行的抽腹水程序。但腫瘤科的主治醫師強調，這次的化療結果會是一翻兩瞪眼，不是腫瘤縮小、腹水改善，就是身體無法負荷變得更糟。而蔡兆勳也承諾，水腫改善之後如果仍然不舒服，可以再轉回安寧，由安寧病房照顧。王少華便這樣一路治療到現在，超乎蔡兆勳原本的預期。

在王少華住進安寧病房之前，其實已經因為腹水而反覆進出急診室好幾個月。當時急診室的醫師認為她的狀況危急，委婉建議夏豪廷轉安寧病房會有比較完整的照顧，並且協助掛蔡兆勳的家醫科門診，由蔡兆勳安排後續的治療事宜。

夏豪廷感到疑惑，這麼嚴重的病怎麼會是看家庭醫學科。「這不是超級general的科嗎？難道腹水在家醫科會有更好的照顧嗎？」但他心裡也明白，醫師問要不要去安寧病房，其實就是代表「你媽媽快要死了」，但夏豪廷還是詢問王少華要不要去安寧病房，王少華回答得很乾脆，「ＯＫ！」

「我猜她那時候心裡已經有底了，這可能是最好的結果。」夏豪廷說。

雖然夏豪廷意識到當時王少華的情況嚴重，急診室建議，轉安寧病房是當下相對較好的決定，因為他認為安寧病房一樣會進行治療，只是比較和緩，直到進入安寧病房當天，王少華還提點夏豪廷這裡是安寧病房，但夏豪廷仍然沒有進入狀況。

夏豪廷問前來幫王少華處理住院程序的護理師，接下來要進行的治療措施是什麼？護理師困惑地回答：「沒有了，就是讓病人比較舒服。」

「蛤？那我們來幹嘛？」這下子換夏豪廷困惑了，「我媽說，這邊是安寧緩和治療，沒有要做任何積極治療。」夏豪廷回憶，「我的腦海中沒有那種讓病人躺到最後的病房。我的認知是一定還有治療，讓症狀減輕，但安寧好像不是這樣。」

當夏豪廷知道原來安寧緩和療護不會對疾病進行治療（精確地說，是不會對末期疾病做侵入性或效益不佳的治療），且主治醫師判斷王少華只剩下二到三週的生命時，過去二十多年來已經習慣王少華生病，母子相依為命的日子可能即將結束，快得出乎他原本的預料，一切都開始變得不一樣。真正感受到死亡的那一刻，夏豪廷感到一陣無力，卻也知道時間不多，更加珍惜陪伴的時光。

即使兩人的關係比起母子更像朋友，一塊兒走路時也是十指緊扣，但王少華告訴我，過去她都不

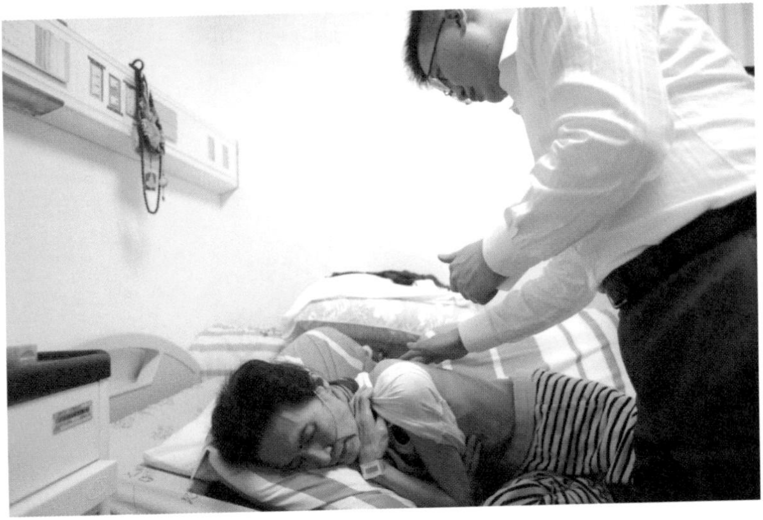

為王少華擦藥舒緩疼痛的夏豪廷。身為獨子的夏豪廷，是王少華唯一的支持系統，每天下班後，夏豪廷幾乎都是立刻回病房照顧母親，第二天和王少華吃過早餐後再上班。

想讓夏豪廷看到她住院的樣子，所以大多數的時候是由她自己做醫療決策。直到夏豪廷理解安寧病房的照顧內容後，他流著淚在床邊跪下來和王少華說：「我到現在才知道，原來妳病得這麼孤獨，這麼辛酸。」

每逢佳節倍思親

多年的病痛和瀕死經驗，讓熱愛生命，一生多采多姿的王少華對死亡有著超乎一般人的坦然。住進安寧病房後，她備好自己往生之後要穿的壽衣、壽鞋，還列了一張清單給夏豪廷，上面是一旦她過世之後所要通知的人以及交辦事項的SOP，讓他隨身攜帶，可以從容地處理這些事情，因為他是獨子，得一個人面對。墓地也早已由她選好，將來準備葬在她母親的旁邊。原本王少華想要舉辦生前告別式，但最後實在沒有時間而作罷。

「往生被你知道嗎？我在家裡都蓋這個睡。結果沒想到Prince先走，往生被就先給牠啦！」在前往禪寺為Prince超渡的路上，王少華一邊在風雨中開車，一邊眉飛色舞地說，感覺是在講他人的死亡而不是自己。

住進安寧病房後，由於緩和醫療發揮功效，除了仍然有腹水，病房的一切都讓王少華感到舒適和平靜。不過，隨著王少華轉到腫瘤病房後處理腹水問題，雖然體重從五十八公斤減輕至不到三十五公斤，效果卻相當顯著，但病程並沒有停止，慢慢地又回到沒有進安寧病房前的狀況，最明顯的就是沒完沒了的疼痛，以及各種治療所帶來的副作用。由於沒有其他的支持系統，加上末期病人會面臨的人際、社會和經濟相關狀況，讓王少華考慮要停止治療。

「為了這個病我散盡千金，連房子都沒了，所以你知道我的心情嗎？」王少華似乎陷入低潮，「我本來的房貸就剩一百二十幾萬，去年又貸了一筆二百萬出來，現在花了快一百八十萬，我就跟我兒子說，這個到二百萬截止了，我們就不再治療，請你笑著放我走。」由於家裡現在唯一的經濟支柱是夏豪廷，雖然他擁有亮麗的學歷，也有不錯的工作，但王少華不想拖累這個她最鍾愛的獨生子。不過，即使經歷過那段安寧病房的日子，夏豪廷還是希望母親能夠繼續治療，繼續陪伴她。

清明節前一天，王少華再度住院進行例行治療。我前往病房探視，發現她有個行李箱擺在走道旁沒有打開，這很不尋常。一問之下，原來是她覺得這次住院太匆促，所以還在遲疑。

由於上回的化療稍微傷到食道、氣管和胃部，所以原本因為橫膈膜轉移而食不下嚥的王少華，這次連喝水都顯得艱難，一百c.c.的水她就喝了快半小時，而且一喝就反胃，只有一些比較具刺激性的飲料像是可樂，她才有辦法喝下去。於是我幫王少華打理一些食物，但因為她實在吃不下，最後只帶了兩瓶可口可樂和運動飲料過去。

王少華跟我說，她前一天晚上六點才收到通知，問她第二天要不要住院，王少華從來沒有這樣遲疑過，她很想說不要了，但是又決定

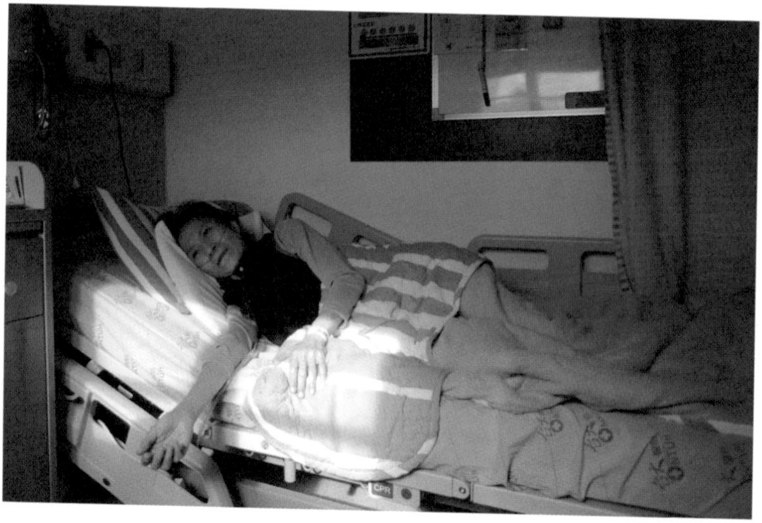

五月時，王少華住院治療，因為癌症擴散至腦部，讓她開始站立不穩。禮拜天她在浴室跌倒，驚動夏豪廷和護理站人員，列入二十四小時防跌觀察。

住院。三月下旬，她因為疼痛，不小心從椅子上跌下來摔裂門牙，這是我在她受傷後第一次見到她，她的左門牙缺了一角，無框眼鏡的右邊鏡片鎖住鼻墊的部分也裂開。

病房有點暗，隔壁的病人不住地打嗝，她看起來狀況不大好。她才在群組裡說，怕自己時間不多，且最近覺得好累，看起來比之前更憔悴了。

我發現迷你臭氧消毒機這次也沒有擺在病房。我到停車場幫她把還沒有拿到病房的臭氧機和另一個行李箱搬上來，這才發現這個行李箱真是有夠重，之前她一個人到底是怎麼把這些東西搬上來的？

王少華坐在床邊，似乎在擦眼淚，「我真的不知道該……我真的很想去看看他們，但我自己都快要走了……」我被眼前的景象驚住，突然不知道該怎麼辦。回神一兩秒後，我過去擁抱王少華，卻不知道是怎麼一回事。這是我們認識兩個多月以來，第一次見到她這麼難過。她似乎被擊倒了。她的iPhone傳出陣陣輕柔的音樂，隔壁床的男性病人依舊不停地打嗝。

王少華哽咽沙啞地說，她已經有二年沒有在清明節祭拜她的父母和祖先了。去年的清明節她住在安寧病房，今年是腫瘤病房。有著強烈慎終追遠意

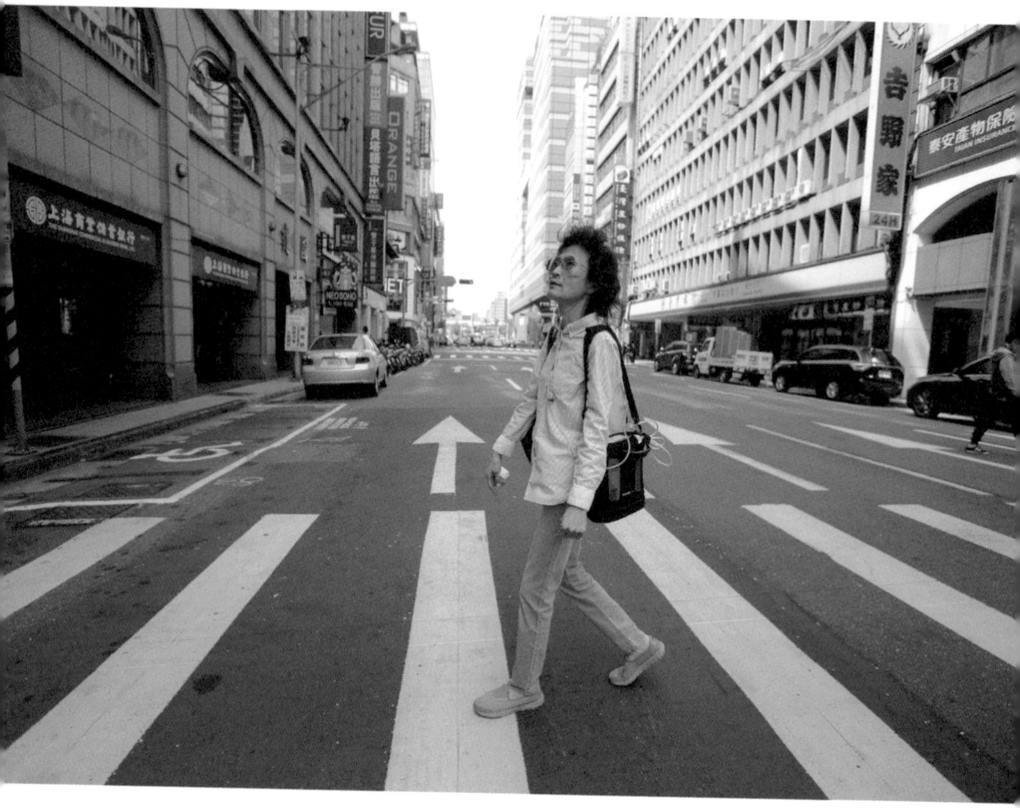

——背著行動製氧機，走在臺北街頭準備去ＫＴＶ唱歌的王少華。

識的王少華，隨身帶著二張小卡片，一張是寫著自己、夏豪廷與Prince的生辰，另一張則是寫著父母和祖父母的。隔天就是清明節，她不禁悲從中來。

情緒稍微平復後，王少華開始聊起家族的種種，她非常想念過去和家族一起掃墓的景象，當晚她在Line回憶，「想起小時候在大宅院裡，和大家一起去上墳的景象，阿公和阿嬤還會在墓園分享發糕、草仔粿和祭品，給前來乞討的人，好清晰的畫面，但影像中的人物已非。」

「時間，真的是一條折磨人的記憶之河……」她說。

離開病房時，隔壁床的病人不知在何時停止打嗝，傳出陣陣的鼾聲。

再不唱就來不及啦

「喂，下星期一下午有人要去唱歌嗎？」情緒低落的王少華，隔了一天在Line裡問。

一位相識多年的老友到臺北開會，想起講了許久的KTV，王少華擇日不如撞日，問我和程兆芸要不要跟。雖然懷疑王少華的身體是不是可以負荷這樣的活動，但我想起安寧醫療的意旨就是要讓病人「好好活著」，說什麼也要跟。

王少華從醫院請假出來，我們一起走路到臺北火車站館前路的好樂迪，「這很有可能是最後一次唱歌了。」儘管話說得很重，但她一路對著程兆芸的鏡頭比出勝利手勢，如果不是因為她臉上的鼻套管，誰也不可能看出她是一位末期病人。

包廂位在地下室，有著高鐵或飛機上才可以見到的加壓馬桶，隱隱還可以聞到酒氣和那股只有ＫＴＶ包廂或酒店才會有的特殊味道。櫃檯只有一位年輕的服務人員，帶著奇異的眼光打量著她，看起來很高興的王少華便對他說：「你知道我是末期病人嗎？」那位年輕服務員很配合地張大了眼，「是喔！」

跟醫院請假後，王少華約了友人一起到想了很久的ＫＴＶ唱歌，進入包廂後王少華開始化妝。她笑著說，「這可能會是我人生最後一場ＫＴＶ。」

客人三三兩兩，星期一的下午沒有什麼人。王少華在包廂內慎重其事地化妝，我和程兆芸去食物吧檯拿些餐點。雖然王少華這幾天都沒什麼睡，且食不下嚥，但似乎因為心情好，總算吃了點東西。

對末期病人的王少華來說，許多尋常的事物對她來說都很有可能是最後一次，因此她一再強調要「做自己」，在剩下的最後時間做開心的事。對面的房間傳來歌唱的聲音，似乎唱得還不錯。

「不可以輸他們，拚了！」我一邊幫忙輸入歌曲，一邊敲邊鼓，程兆芸忙著架好攝影機，幫王少華記錄這一刻。

「爸爸你在聽嗎？」音樂響起，王少華登場。第一首歌是王少華所指定陳昇的臺語歌曲，因為今天的友人專精臺語歌，所以王少華交代我專門點臺語老歌。不久，比她年長的老友趕到，兩人一邊敘舊一邊唱，甚至還講到未來告別式的事情，我忙著播歌卡歌，程兆芸忙著記錄。

「再不唱就來不及啦！」友人的聲音在麥克風的echo音效中迴盪整個包廂。

見多識廣，朋友遍布五湖四海的王少華，在面臨人生最後的路程，即使有著顛簸，仍然努力活著。我想起〈苦海女神龍〉這首歌。

「哎呀！這根本是我的寫照嘛！」〈苦海女神龍〉的前奏一出來，王少華驚呼。

「嘆一聲，生成這款命，美人無美命——」唱到這裡，王少華有點跟不上拍子，開始用念的，友人則是在一旁靜靜聽她唱。

兩人合唱幾首之後，由於有事情得先離開，友人給了王少華大大的擁抱，「這可能是最後一次了。」王少華說。我想起今天兩人點的臺語老歌，似乎都帶著幾分苦澀和滄桑。

「我們將來都會在同一個地方相見。」白髮蒼蒼的友人也同樣豁達地說。

我引著友人離開後，王少華也累了。原本有四個小時的時間最後

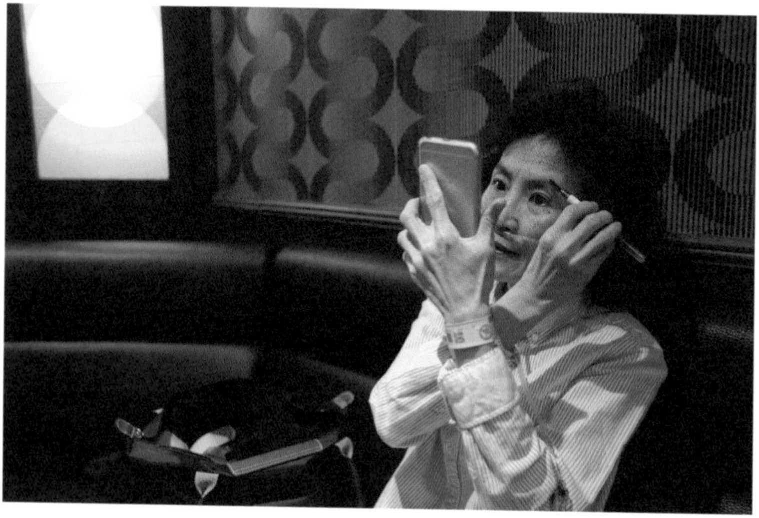

——跟醫院請假後，王少華約了友人一起到想了很久的KTV唱歌，進入包廂後王少華開始化妝。她笑著說，「這可能會是我人生最後一場KTV。」

只唱了二小時。她穿起灰黑色外套，和我們一起離開，順便去買夏豪廷的素食晚餐。包廂內冷氣只有二十二度，從地下室的包廂出來之後，我感到一陣溫暖。

晚上王少華在Line群組恢復了幽默感，看來下午的K歌之行讓她獲得一些能量。不過她也說，這次因為放療傷到食道、氣管和肺部，同時肺部有少許積水，所以其實不能太用力，因為有可能會氣胸。我這才想起下午過去時，她使用的是氧氣面罩而不是鼻套管。

「少華姊你太拚啦！」

「這絕不是什麼太拚了啦！我

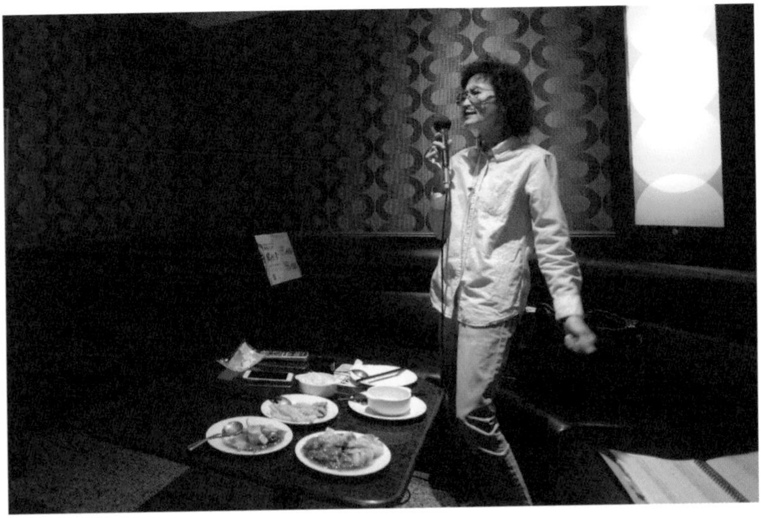

這幾天王少華的情緒和胃口一直不好，特別是前幾天清明節，王少華情緒潰堤。我和程兆芸拿了一堆食物，她終於吃了一些。

只想能好好地去活一回！活得像個人！像我自己！」連續四個驚嘆號口氣，代表她真的很在乎這件事。

「在我剩下的日子裡……是悲憤也好，是矯情也罷！我只想讓自己自由無拘束地好好走到盡頭……」

事實上，當天下午回病房後，王少華喉嚨腫痛難耐，徹夜未眠。隔天早上，前來巡房的主治醫師嚇了一跳，王少華不敢說她前一天去K歌，院方趕快安排照X光確認是不是復發。

「人不輕狂枉少年！我從不叛逆，所以偶爾造次一下，應該會是不錯的經驗，至少告訴自己：怎樣！我還是很強的！你們這些老老小小也起來吧！」我是真的敗給她了。

靈性陪伴

末期病人除了疼痛和各種症狀，還有心理和靈性所帶來的痛苦。解除身體的痛苦之後，就是處理心理和靈性的需求，這就是安寧緩和療護所強調的全人照顧。

「病人不是只有疼痛，而是整體的事情。醫師容易掉入身體痛，其他就懶得管。」蔡兆勳說，末期照顧很強調整體性，不是只有肉體痛苦，不像一般醫師很容易把心理痛、靈性痛，當成是心理師的事，「醫師哪會管你的家庭這麼多的事，或管你家庭衝突，所以我一直在提醒，醫師要雞婆。」

除了末期病人所會經歷的典型五階段心理反應，也就是廣為人知的「否認」、「憤怒」、「討價還價」、「沮喪」和「接受」，這些心理反應所帶來的困境之外，「靈性」困擾也是安寧需要照顧的部分，但也是最讓人感到模糊的地方。

其實有相關學者研究，有將近六成的癌症末期病人，不知道或不會描述什麼是靈性。而在訪談前覺得有靈性需求的病人只有接近一成，但訪談之後是六成。因此，要談到靈性需求，照顧或者陪伴，就必須先對靈性做清晰的定義。

靈性照顧的原文是「spiritual care」，但有些學者和安寧緩和醫療工作者認為，應該要使用「靈性陪伴」比較恰當，同時靈性照顧和陪伴也有細微的差別。

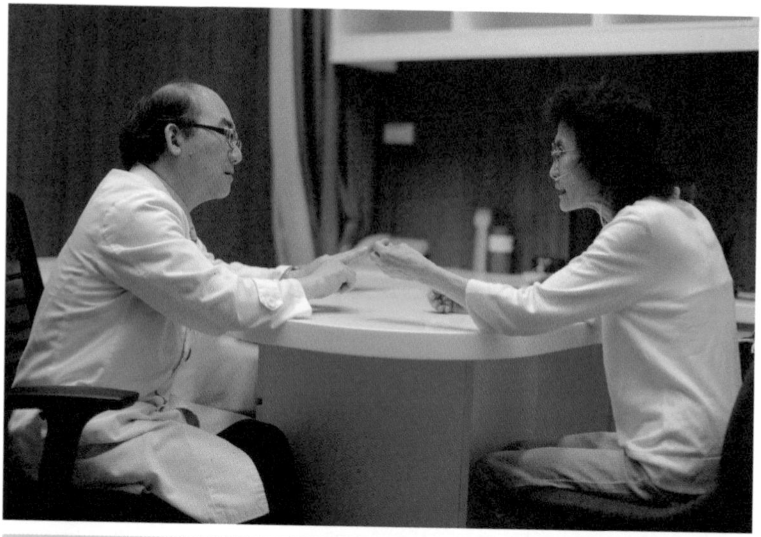

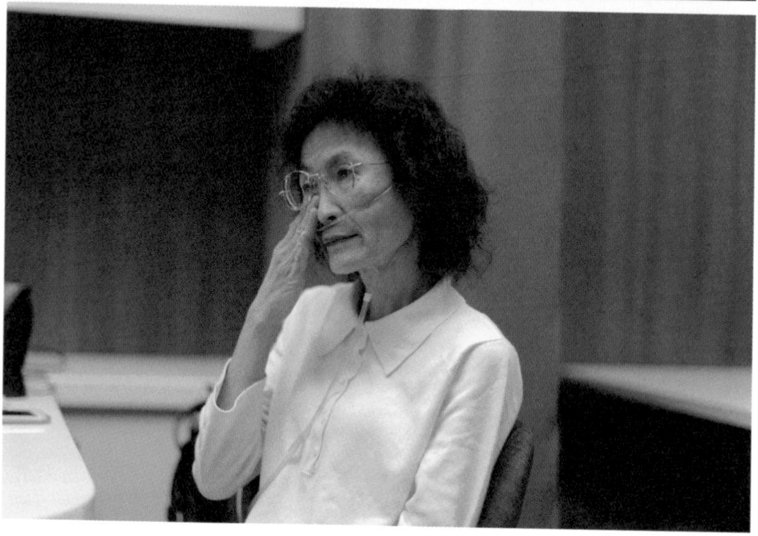

上 出院前王少華約了蔡兆勳做治療諮詢，不過談話的內容後來都圍繞在「靈性困擾」之上，並且和蔡兆勳有了一些激烈的討論。

下 連日來的情緒壓抑，談到激動落淚的王少華。

不過，不管醫界如何定義靈性這個詞彙，靈性和心理所帶來的困擾不相同，所要進行的照顧方式也不同。後者就像是因為被宣告癌症所帶來的五個階段反應（否認、憤怒、討價還價、沮喪、接受），前者則是因為生病之後，開始思考生死議題，並尋求解答。王少華早已經脫離末期病人的五個階段，雖然有靈性困擾，但一般病房並沒有這樣的照顧模式，為她進行靈性陪伴。

數天後，王少華出院，當天上午她約了蔡兆勳想要諮詢之後的治療，看是否要繼續治療下去。不過，當天的對談有些激烈，我和程兆芸幫忙王少華辦理出院，把住院的物品都搬上車後，王少華反常地沒有在我們面前把車子開回家。

「你們先回去，我想要靜一靜，謝謝你們。」王少華對我們說。

「少華姊保重喔！」因為還有會議，儘管仍不放心，我們還是趕回公司開會。

情緒有些潰堤的王少華，獨自躺在牙醫部外頭的長椅上。一個下午過後，才慢慢把車開回家。

說不出口的「四道」人生

在學者針對癌症末期病人所做的靈性需求研究當中，他們發現病人的希望和力量主要來自家人和信仰。王少華當然也是，特別的是她既是單親，又只有夏豪廷一個兒子，好不容易把他拉拔大，自己卻倒下，但二十多年來，夏豪廷的存在一直是她最大的力量來源，面臨生死關頭，兩個人都有對彼此的「四道」人生要做：道歉、道謝、道愛、道別。

夏豪廷跟我說，生死是不可能兩相安的，至少現在沒辦法。「只有死的會安，生的不會安。」

「而且我也不相信什麼了無遺憾，或是沒有遺憾，不可能，你回想絕對滿滿遺憾。」

但王少華怎麼看呢？二十多年來的多道生死關卡，死亡對她來說是喊完「一、二、三」就可以走的狀態，但夏豪廷可不是，他的人生才剛起步，人生沒有這麼多告別。

「住在同一個屋簷底下，我們比較像朋友。我們是十指相扣的，我走起來，他的手就自動伸過來。」就像夏豪廷所說，王少華說兩人的關係比較像朋友，走路不但會牽手，而且是十指相扣。

王少華開始讓夏豪廷學著練習告別、放手。「我說，我走了喔！他就笑著做那種左右看的表情。我說幹嘛，這隻手我不要再牽了，你去牽別人了。」王少華笑著，「慢慢讓他習慣。我跟他講，如果我走了，結果他接話說要幫我海葬。」

兩人就因為這樣拌起嘴來，像情侶那樣。

「我就問他，為什麼想要把我海葬啊？」說話一向唱作俱佳、效果十足的王少華，表情柔和了下來。

「夏寶回答我說，妳呢，凡事很講公義，很講公平，很講正義。妳又很愛自由，像妳這種個性喔，很累。然後呢，地球都是水氣，有十分之七是海洋。因為妳不在了以後，我不一定會在台灣，所以，在海裡面，如果妳累了，就可以蒸發到天空去。再不喜歡，妳也可以變成雨下來，或是在高山上就降下雪。」

「我看看他說，喔，所以呢？」

「他回答我，有一天呢，我不管是在坐飛機，坐在車子裡，或是在走路，我只要看到天空，看到海，看到水，就會想到你。」

「我走進房間，不想講話，」王少華說到這裡有些哀傷，「出來的時候，他問我：妳怎麼了？我說沒有怎麼樣，我只是很害怕，」此時王少華笑著用臺語說，「以後不知道哪一個會死得這麼難看。」

王少華原本要在二〇一八年二月去搭印度國鐵旅行，把夏豪廷嚇個半死，兩個人拌嘴了一陣子，結果那時因為住院無法成行。幾個月來王少華的狀況越來越差，但她仍

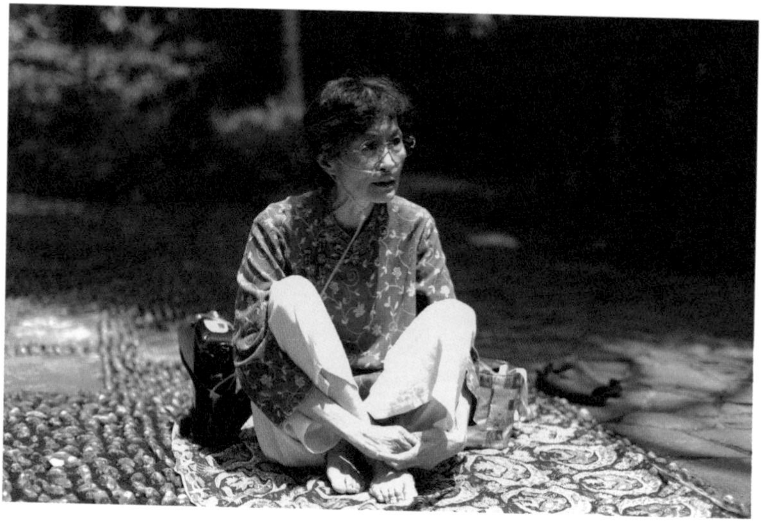

——王少華回診，並且和主治醫師表明不再治療的意願。接著她和我們一起在臺大醫院中庭一起享受睽違以久的日光：原本她說想大字形躺在草地，但今天沒辦法。

然像我們第一次見面時所說的，想辦法讓自己活得像個人，夏豪廷則是在矛盾的情緒中練習告別，儘管「四道人生」的「道愛」他仍說不出口，然而，總有一天他得把手放下。彼此一路的陪伴已是一切，愛又何須言語？

Part 3

面對的艱難

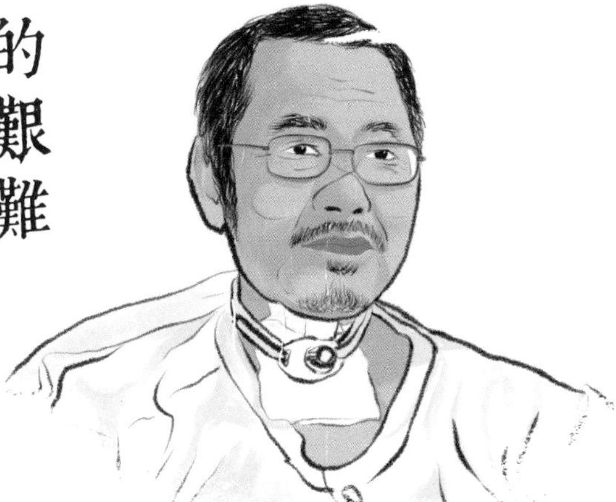

那美好的仗，我已經打過了；該跑的路程，我已經跑盡了；當守的信仰，我已經持守了。

——《提摩太後書》4:7

異教徒的空中晨禱

二月十四日清晨六點四十八分，放在床邊的手機發出短促的震動聲，還在昏睡中的我下意識地拿起手機打開查看，是一個標為「恩典」的Line群組訊息，裡頭的第一個訊息是一張逆光人影的圖片，上面寫著：「箴言書第六章二十二節」，我瞇著眼睛讀下去，「你行走，祂必引導你；你躺臥，祂必保守你。」往下看第二張圖，很明顯可以看得出來是耶穌像，因為上面寫著「耶穌是你的安慰」。

我感到一陣困惑，我並沒有信基督教，為什麼會收到這則訊息？下一秒我瞬間醒了過來，我想起傳訊息的人叫安得烈，前幾天我正式採訪他，因為芳療師吳宙姅告訴我，這是安得烈生病七年來狀況最好的一次，不但狀況好，而且可以說話，要我趕快把握機會過去採訪。而這個叫做「恩典」的群組，就是在採訪當天聽安得烈說，他每天都會帶家人或教友「祈禱」，所以一起加入的——雖然我並不是基督徒。

一時之間不知道怎樣回覆，我只好趕緊回了一個大心的圖案。同事程兆芸也不是基督徒，一個多小時後，她回了「阿們」。我知道以後回「阿們」便是了。

三個月的生命

第一次見到安得烈，是二〇一七年十一月，和芳療師吳宙姅在做安寧病房的志工服務時，她跟我說有一位曾經住過安寧病房，現在已經奮鬥了七年的末期病人。不過，當時安得烈並沒有住安寧病房，而是一般病房。而且和他見面的前一天，他才剛動完食道擴張手術，人還非常虛弱。因此，與其說是「見面」，不如說是進去病房和他點個頭打招呼。

我還記得，當時安得烈的臉色在病房昏暗的光線下顯得黝黑，而他凹陷的兩頰和虛弱的神態，讓我很不專業地在出了病房之後忍不住問吳宙姅，「安得烈大哥還好嗎？」

七年前的十一月五日，本名許金煌的安得烈，由於連日的喉嚨痛一直無法痊癒，經過一連串檢查，被確診為咽喉癌第三期——就在他的生日三天後。

「為什麼會是我？」四十八歲，從來沒有生過病的安得烈第一時間強烈地否認，冷靜下來之後他再度問醫生，「我還能活多久？」醫生告訴他，「如果沒有進行任何治療，差不多三個月。」

「三個月。」七年後，安得烈笑著用氣切後所發出的氣音，用力地唸出這三個字，並用手比了個「三」。

病房裡的哲學家

一九六九年，臨終關懷之母伊麗莎白·庫伯勒羅斯（Elisabeth Kubler-Ross）出版了影響至今的巨著《論死亡與臨終》（*On Death and Dying*）。伊麗莎白在這本書中提出人類在面對臨終前的五個悲傷反應歷程，分別是「否認」、「憤怒」、「討價還價」、「沮喪」和「接受」，不但衝擊當時的醫界和社會，並因此掀起生死學的研究風潮。

經過多年後，這五個歷程已經修訂為三階段：面對死亡威脅的「起始期」、生病過程的「慢性期」，以及接受死亡的「終末期」。不過，病人或家屬不一定得要進入終末期才不會對死亡感到困擾。這其實和安寧療護所強調的「尊重病人自主權和個別差異」一致，不是所有人都必須接受死亡才能達到「善終」。或者可以說，有些病人可能還沒有到終末期就已經往生。

雖然當初伊麗莎白談的是人類在臨終前的悲傷反應，但多年後，悲傷反應歷程已經被廣泛應用在生命過程中所會面臨的各種災難，而不僅僅是面對臨終。不但醫療界人人皆知，對於一般民眾而言，也多少聽過這五個歷程。

在我還是一位心理系學生的時候，每當在課堂上聽到悲傷反應歷程，我想起的是八點檔裡那些男女主角得了不治之症時的反應，而不是伊麗莎白。儘管這些劇情總是誇大到讓人發噱，但其實和末期病人及其家屬面對重症時的反應也不會相差太遠。安得烈在得知一向健壯的自己只剩下三個月的生命時，即使個性瀟灑，五湖四海皆朋友，綽號「強哥」的安得烈，還是感到不知所措。

二個月後，吳宙姅告訴我安得烈現在狀況很好，也可以說話，要我趕快過去見他。二〇一八年一月三十一日，同樣是北醫的二大樓，我在病房再次見到安得烈。不過，看到安得烈的一瞬間，我有些錯亂：「這是我二個月前見到的安得烈嗎？」

眼前留著平頭的安得烈不但臉色紅潤，原本削瘦凹陷的臉頰現在則是圓鼓鼓的，無框眼鏡後的眼神柔和卻炯炯有神，一點也不像是重症病患，反而比較像是哲人，和我在去年十一月見到的安得烈，簡直是兩個人。

吳宙姅笑著說，「你看大嫂照顧得多好！」吳宙姅先是擁抱安得烈的太太許明秀，接著握著安得烈的手對我們說：「我只記得我們一開始做他的案子時，每一次都是病危通知，然後就是跟我說，可能這星期就……」握手是吳宙姅到重症病房進行芳香按摩服務的標準動作，幾個月來我已經數不清她握過多少人的手。

「每個星期都跟我們這樣講，然後他每次狀況都不是很好，他在北醫的病歷應該都是厚厚一疊……」

「……要很多人來扛。」安得烈突然接話，惹得所有人在三人病房裡只能低聲地笑著。

安得烈已經氣切將近七年，也就是說，這七年來他幾乎都是用氣音說話，狀況不好的時候，連氣音都發不出來，只能以筆談、眼神或手勢和他人溝通。他的太太許明秀是主要照顧者，多年來已經和安得烈培養出絕佳的默契，只要安得烈一個眼神、一個手勢，馬上就知道他要表達什麼。同時，因為安得烈無法吞嚥任何食物，連口水都吞不下去，所以每講大約三句話，安得烈就必須用一根塑膠管吸出口水——類似牙醫使用的吸唾管，只不過吸唾管是掛在病人嘴邊，而安得烈可以自己操作。

「很艱苦啦，我那個時候，從來就沒有生過什麼病，感冒什麼的，那時候就喉嚨痛，就這樣而已呀。檢查報告也沒有結果。當然這種消息每個人聽到的反應都不一樣，那時候我的反應就是——大家聽到都會這樣吧？」安得烈吃力地

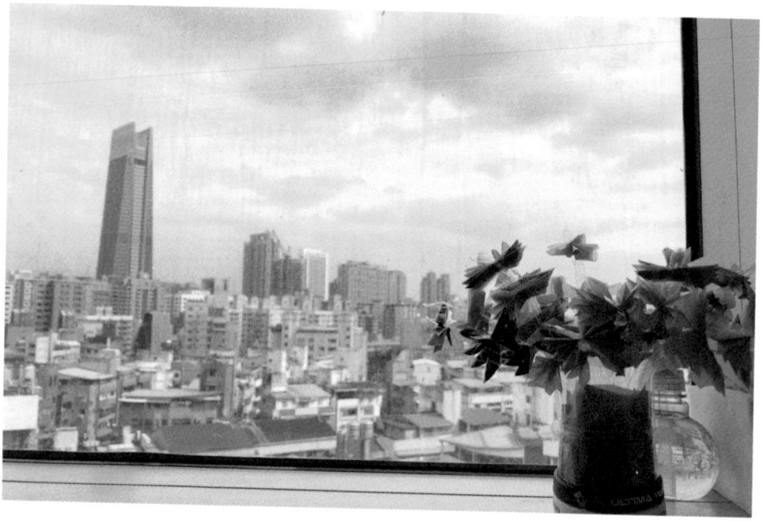

——所有的病房長得都一個樣子，卻也不是同一個樣子。一進安得烈的病房，非白即綠的擺設出現搶眼的紅色，立刻讓我眼睛為之一亮。這是他們利用時間自己做的塑膠花。

在病房內說著確診咽喉癌時的心情。雖然在進入主題之前大家已經閒聊了好一陣子，但我心裡仍不免感到擔憂，擔心過度談話會影響到他脆弱的氣管，甚至身體。

不過，許明秀告訴我，這是他狀況最好的一次，讓他說說話也好，免得悶。

氣切的意義

話說到一半，安得烈停了下來，一陣咳嗽之後，濃黃的痰從他的氣切管湧了出來。我趕緊喊了正在和吳宙姅聊天的許明秀，只見她立刻迅速拿起棉花棒和面紙，和在一旁都沒有說話，笑嘻嘻地看著我們的印尼籍看護阿梅兩人一前一後將痰液擦掉，並順便將氣切管周圍的皮膚以生理食鹽水擦拭一遍，這裡是最容易感染的地方。

如果氣切造口照顧不好，程度輕的就是呼吸道感染，嚴重一點的話很有可能造成呼吸道阻塞導致生命危險。所以隨時保持氣切口清潔和通暢，是氣切病人的照顧基本功。

雖然安得烈在第一次確診咽喉癌的時候，因緣際會認識一位在北醫治療的食道癌病患，對方說咽喉癌不一定要動刀，可以去北醫試試看。因為院方要他趕快動刀，然而一動刀之後就再也不能說話，這對喜歡唱歌，而且唱得很好聽的安得烈來說簡直比死還痛苦。抱著「死馬當活馬醫」的心情，安得烈轉到北醫後，決定以化療和俗稱「電療」的放射線治療做後續的治療方針，因而免去咽喉癌手術拿掉喉部，從此不能說話的困境。

但在第一階段三十六次放療之後，安得烈的喉嚨潰爛腫脹，完全沒有辦法呼吸，考量後續的治療和生活品質，院方決定為安得烈進行氣切，並且做胃造管。雖然逃過咽喉癌開刀拿掉喉部，但原本可以說話、進食的安得烈，還是難逃無法像一般人說話——雖然還有氣音可以用——和進食的命運。

所謂的「氣切」就是「氣管切開術」，簡單來說，就是以局部或全身麻醉的方式（在病人配合良好或緊急的時候，使用局部麻醉），將氣管切開一個小洞並置入氣切管，建立氣管與外界的通道，可以自主呼吸或連接呼吸器，病人也可以正常飲食。氣切的目的大多是為了取代「插管」，讓病人可以藉由這個通道呼吸與抽痰，同時擁有較好的生活品質。

由於長照和病人自主權利等議題逐漸受到重視，再加上某些戲劇無意間的「助攻」，比如某些鄉土劇裡角色因為意外而插管的情節，不但每集插的管子粗細都不一樣，甚至插管跟鼻套管都一起用上，逼得一些醫師發懶人包糾正，反而讓更多民眾認識什麼是插管。

插管的正式名稱是「氣管內插管」，是將一根氣管內管經由病人的口腔或鼻腔穿過喉嚨與聲門進入氣管深處。聽起來似乎比氣切好點，但許多醫師會告訴你，如果覺得插管比氣切好，「自己拿根管子含在嘴裡、插進喉嚨試試看。」其實也不用這麼麻煩，我曾經試過拿根筷子咬在嘴裡，不用說一天，咬個十分鐘，嘴巴就已經又痠又麻，口水也會從嘴邊流出來，更不用說插管插上一天，甚至直到死亡。

插管的方式也讓我想起小時候曾經受過照胃鏡的「酷刑」，那種感覺我至今仍然忘不了，儘管管子粗細差很多，但只要是有異物侵入喉嚨，我很難相信有人可以受得了這種醫療方式。想到這裡，我感到喉嚨一緊，不由自主地吞了一口口水。

很多人會誤以為氣切和插管的目的是治療疾病，或是將這兩種醫療手段和死亡畫上等號。其實氣切和插管的目的都不是治療疾病，和死亡也沒有關係，而是維持呼吸道暢通，以及輔助呼吸的緊急處置方式。

通常病患進行急救時，如果有呼吸困難的狀況，就會以插管的方式連接呼吸器。這幾年台灣民眾大量接觸到插管這個名詞，應該是二〇一五年六月的八仙塵爆事件。但長期插管會有併發症且相當痛苦，一般來說，插管三到七天後便會評估是否繼續插管。如果病況嚴重，短期無法離開呼吸器，就會考慮氣切。而安得烈的狀況則是因為後續的治療以及維持生活品質，因此採

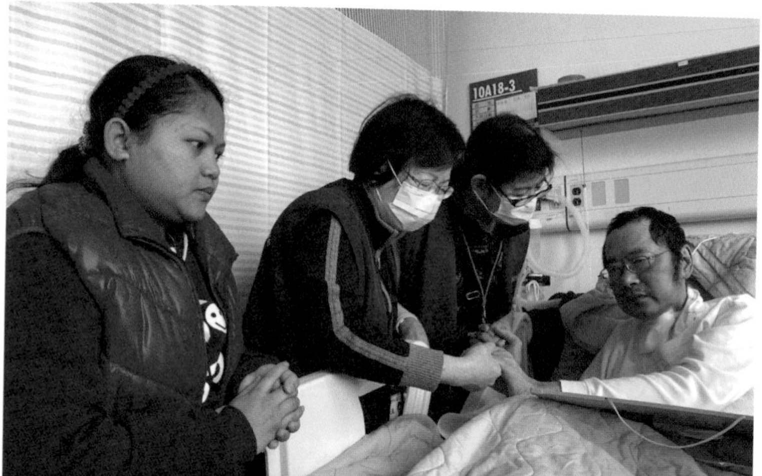

信望愛志工到病房內和安得烈一起禱告。小時候的家學淵源，讓安得烈成為一名法師，專門替信眾解決疑難雜症，但卻沒有算到自己生病這一關。七年前，隔壁床病友的一個便當，讓他就此改信基督教。

用了氣切。一般情況之下氣切病患仍然可以說話和進食。

安得烈剛生病的前三年，其實還可以吃一些流質或比較軟的食物，到了第四年後，因為電療的副作用越來越大，因此漸漸不能像一般人一樣吃飯了。「他現在這樣吃下去，就從這邊，」許明秀比了自己的咽喉，「噴出來，因為他這邊有個氣切口，會從這邊噴出來。然後不小心就會嗆到，就肺炎。」安得烈的主治醫生看了之後膽戰心驚，把許明秀拉到病房外，告訴她這樣進食對安得烈很危險，「什麼時候就會變成吸入性肺炎，那可能就……」醫師警告，「今天吃，今天就不見了喔。」之後，安得烈就只能靠胃造管進食了。

準備好面對了

安得烈在病房內談笑風生，雖然只是斷斷續續微弱的氣音，但卻無損他的幽默和樂觀，彷彿這七年來的磨難可以雲淡風輕、一筆勾銷——雖然這是不可能的。安得烈罹患的是隨時可以奪去性命的重症，且未來的治療仍有不確定性，然而在許明秀無微不至的照顧下，他不但沒有一般癌末患者骨瘦如柴或是憔悴的模樣，相反地，安得烈看起來像是隨時可以下床，揮揮手離開醫院的樣子。

有次許明秀告訴我，幾年前某次治療因為需要增重，安得烈當時還可以勉強喝一些流質的營養品，由於需要每二小時就喝一次；他們夫妻倆就這樣互相提醒，努力地讓安得烈喝下那些被他們形容為「喝起來很想吐」的營養品，即使半夜一樣爬起來，但安得烈通常都不會叫醒不小心睡著的許明秀。結果安得烈從六十幾公斤「養到」八十幾公斤，治療後只剩下五十五公斤。「你看如果六十幾公斤，哪有本錢這樣撐下去？」許明秀說。

因此，如果不是特別提起，沒有人知道他這七年來動過十幾次大小手術、化療一百多次、電療六十五次，不但成為北醫的傳說，更是吳宙姅口中的「九命怪貓」。這些治療所帶來的疼痛、副作用（如組織潰爛、嘔吐、脫髮、便祕或腹瀉等等），以及屢屢的病危，安得烈一一挺了過來。「這在病史上，都算是……滿艱辛的一個歷程。」安得烈談到這七年的抗癌時光，以及先後二次復發的食道癌，都是輕描淡寫地帶了過去。

「昨天晚上，主任過來，你知道他怎麼講？你已經破金氏世界紀錄了。」安得烈又逗得大家發笑。

這個被太太許明秀形容隨時可以為朋友兩肋插刀、漂泊四海，鐵一般的漢子，面對這些大大小小的治療，以及隨時都有可能死亡的威脅，難道都不曾感到茫然、痛苦和恐懼？

「真的很痛苦，而且，我常常講一句話，就是去面對。」安得烈回答我的疑問。

「我常常鼓勵病友，我們要做的，是準備，不是預備。這兩個，不一樣。預備，是你在等著，準備，是你已經做好了，有沒有道理？」安得烈笑著補充。

我靜靜聽著安得烈一字字慢慢吐出來的話，伴隨著吸唾管不時的沙沙聲，一字字地思考著。我心想，如果安得烈沒有生這場病，是否還會有這樣的大智慧，是否還會如許明秀所說的，「好像真的這幾年才有感覺到說，這才是我的老公，之前那個根本不是我的老公？」過去那個半夜找不到人，手機不接，甚至生起氣來會叫全家半夜罰站的老公安得烈，是否會是現在這位躺在腫瘤病房裡的哲學家？

隔壁病床此時傳出陣陣鼾聲，也不知道是病人還是家屬，似乎在呼應著安得烈的幽默，不管病情如何，面對就是了。

我不要等死

羅癌第一年，安得烈並沒有像現在這樣的豁達與睿智。歷經了伊麗莎白所定義的五個悲傷反應歷程，最後安得烈選擇「接受」，進而「面對」死亡。沒有人可以經歷過死亡之後告訴其他人死亡是怎麼一回事，這樣的情節只存在藝術和戲劇作品當中，現實生活中不可能有這樣的事情發生。因此，每次的死亡都是獨一無二，沒有人可以告訴將死的病患死亡的過程，以及死後將往哪裡去，諸如此類問題的解答。因此，死亡一直是人類經驗當中最終的神祕過程，沒有人可以勘破其中的奧祕。唯一比較接近的是所謂的「瀕死經驗」（Near Death Experience，NDE），但這並不是死亡。

安得烈想得很透澈。「人哪，沒有機會直接經歷死亡，絕對沒有機會。但是我經歷過好幾次，跟死亡的接觸。所以這些事情讓我，有……這個生命的感動。」數次病危的經驗，讓他經歷一般人所無法體會，生死一線間的特殊經驗。他以傳道般的熱情，想要一口氣把這幾年的體悟對我們說清楚。

「講到準備跟預備，有什麼不同？人家會講，喂，你預備好了嗎？對不對？我對死亡兩個字，我預備好了，還是準備好了？預備好了，你就在那邊等，對不對？不一樣，那不是。我在等死嗎？那，那我就不要等死。」

因為曾經接觸過死亡，所以更知道生命的珍貴，即使知道死亡不可避免，也要好好活著面對，而不是躺在病床上等死。這樣的想法，就和大年初八在雨中開車載我和程兆芸到山上的禪寺，為去世滿週年的小狗Prince超渡的王少華一樣，他們都不要等死，不要活得像個「病人」，而是一個活生生的「人」。

因為安得烈經營運動鞋的生意，因此他「不要等死」的方法，就是從自己熟悉的鞋類開始，學習使用智慧型手機和朋友溝通，接著開設「安得烈福音鞋」臉書專頁，積極協助弱勢族群，「幫助一些有困難的人，」他說。

也因為學會使用智慧型手機，拜這個方便的科技之賜，大部分時間都無法說話的安得烈，透過Line群組，不但可以帶領教友禱告，就像我幾乎每天早上都會收到的禱告詞一樣，也可以藉著Line對許明秀和家人「說話」，證明自己的存在。

「我對死亡，回天家的事，已經安排好了，這叫準備好了。沒有掛慮，心裡明明白白。因為孩子、家裡、公司，你都已經弄好了，在這裡準備好了，隨時等候上帝的召喚。沒有（被召喚），就是活在當下。」

安得烈開始學會接受死亡之後，漸漸成為生命的哲學家，雖然他只因為病房「調度」，短暫住過二次安寧病房，但他比一般病人更了解安寧療護。而後更因為宗教的力量，讓他成為一個熱情的傳福音人，生命有了更大的轉變。這聽起來很像我小時候在台視所看到的福音節目「七百俱樂部」會出現的情節，但安得烈就活生生地在我面前，讓我這個無神論者也不得不折服於宗教的力量。況且，安得烈在受洗之前，還是一位在神壇接受信眾問事的法師。

法師基督徒

「他以前是法師、乩童喔！」吳宙姘看著安得烈，笑著對我們說。

「我以前是畫符仔的，」安得烈笑著用台語強調。

安得烈出生在一個法師世家，祖父和父親都是在自家開設的道壇替人求神問卜、問事的法師。自他八歲起便跟著父親學習，成年後也開始替信眾解決問題，但他的主業還是賣鞋子，問事只能算是繼承家業的副業。也因為這樣的背景，在安得烈得到咽喉癌之後，不禁把自己的角色從問事的法師變成信眾，想要知道為什麼平常沒有生過病的自己，會得到這麼嚴重的病？但問到的答案讓安得烈感到失望和迷惘，不外乎是「業障」或「報應」之類的答案，安得烈猛然驚覺，自己過去是不是也都用這類的話安慰前來問事的信眾，卻反而讓他們更疑惑？

二〇一一年六月的某一天，生病後的第二年，有一天安得烈看到病房隔壁床的一位病友正在津津有味地吃著便當，「你怎麼有便當可以吃？」安得烈問。

「這個不用錢喔！」病友回答。平常病房內的病友因為天天相處，彼此的生活習慣多少都會有些了解，安得烈好奇哪來不用錢的便當，細問之下，這位病友說這是院內「基督教送的免費便當」，然後把位置報給他。安得烈很驚訝也很好奇，心想天下哪有這麼好的事情，在好奇心驅使下，即使當時他剛做完十次電療，身體多處潰爛且虛弱，在許明秀的攙扶下，安得烈慢慢走過去一探究竟。第一次去的時候，可能因為不是教會熟悉的人，也不是聚會的時間，因此沒有人理他們夫妻倆，坐了一會兒後就離開了。

直到第二次過去，由於教會在進行敬拜，結束之後牧師過來和安得烈聊天，安得烈忽然放聲大哭，把從小到現在生病所受到的委屈和痛苦一次釋放。對於一直在道教信仰中生活的安得烈來說，基督教對他而言一度是背棄傳統的宗教，但那一瞬間安得烈覺得自己「心眼被打開，知道這個靈才是對的！這個神才是真的！」

二〇一一年七月八日，安得烈帶著原本是無神論者的許明秀一起受洗，正式成為基督徒。「安得烈」這個名字，就是教會內的牧師幫他取的。從那天起，許金煌成為安得烈。根據《聖經》的記載，安得烈是第一位跟隨耶穌並且傳福音的門徒，同時也是謙卑、忠心、不計較名利、熱心傳教的人。聽許明秀說，安得烈還真的常常利用機會傳福音給病友，而且身體狀況允許的時候，還不時會煮東西給護理人員跟病友吃，活脫脫就是《聖經》裡的那位安得烈。

「我總覺得，活著，要知道活著的意義，不然活著幹什麼？像我這樣活著也是很辛苦，那我為什麼要活著？」

「一定要有一個……一定讓我知道，為什麼要活著的意義，對不對？活著這麼辛苦，活著這麼沒有意義，那我活著就是……，一定會做到這些，而活著，不是為了自己。」

從那天起，安得烈慢慢地學習使用手機，在FB上禱告，建立安得烈福音鞋粉絲團，幫助弱勢團體。只要身體狀況允許，他便不停地用手機聯絡有關福音鞋的事情，包含他的各個Line群組，其中也有我和同事程兆芸的群組。

癌症病人常見的疼痛讓他淺眠少睡，幾乎把所有時間都花在這上面，讓許明秀心疼卻又不忍阻止。有一回在病房裡，安得烈還對我開玩笑說，「以後就可以睡很久，現在幹嘛要睡覺？」不過，看到他在群組傳來的禱告圖，雖然我完全無法進入這種靈性的境界，但總是因此而感到心安，或許是他對於死亡的坦然，讓很多事情都顯得微不足道。安寧醫療所講求的身、心和靈性照顧，安得烈似乎藉由宗教的力量，在靈性上得到圓滿。

由於安得烈隔天還要動一次食道擴張手術，為了讓安得烈好好休息，我們一行三人先行離開。在離開病房前，安得烈俏皮地用手比了時下流行的愛心手勢跟我們說再見。此時隔壁床遮簾後不知道是誰發出來的鼾聲正濃，卻又像是為安得烈的努力喝采般，轟隆隆地不絕於耳。

波折不斷

除夕前一天，醫院准許安得烈回家過農曆新年。雖然醫院願意讓他出院，但安得烈還是因為各種問題而疼痛著，幾乎二十四小時都得使用口頰溶片止痛。儘管身體狀況並不適合出院，但醫生考量快過年了，還是決定讓他在小年夜上午回家準備圍爐。雖然承受著劇烈的疼痛，但安得烈臉上看不出什麼痛苦的表情，喜孜孜地和許明秀與看護阿梅拿著大包小包的物品，自己辦理出院手續、領藥，然後開車回家。

沒錯，是自己開車。這次住院將近三個月，安得烈已經快要忘記開車的感覺，他和王少華一樣，都是不願意被當成病患看待，不但可以自己下床行走，還可以開車回北投的家，然後爬上三層樓梯回家準備過年。安得烈邀請我和程兆芸有時間過去坐坐。可惜的是，過年期間剛好因為各自都有要事，始終沒有到安得烈家中拜年，只能順應時代潮流，大家在群組裡來個網路拜年過過癮。

初六當日開工，安得烈發了開工大吉的圖片之後，便一直消隱到三月九日才出現，連例行的禱告圖都沒有發。

這天上午，安得烈發了兩張問候圖之後，大家再度寒暄一陣。晚上，安得烈傳來：

「我現在又得帶狀皰疹了。好痛哦，在頭上。喔～～全部都在頭頸部真的很爽。」我感到一陣心驚，一個多月沒見，不知道安得烈狀況如何？趕緊跟安得烈約了時間過去探望，但等到要過去時，安得烈傳來訊息說他又住院了。

其實這次農曆年回家，是安得烈回家天數最長的一次。但一回到家裡，安得烈就覺得身體不大對勁，進門就喊背痛，不但比在醫院的時候還要痛，同時痛的感覺也不大一樣。許明秀雖然內心擔憂會不會是轉移，但同時也安慰安得烈，或許這是天氣變化的緣故，先用醫院的口內貼片止痛，如果狀況不對就回診。這七年多來，安得烈在家的時間不是很多，比如我在一月三十一日探望他時，安得烈已經住院快二個月；到二月十四日出院時，安得烈已經住院三個月，這次過年回家享受天倫之樂不過一個月。安得烈又因為發高燒掛急診，當天即開始住院，這一住就又是二個月。等於這半年當中，光是住院的時間便占了五個月。

三月二十九日中午，安得烈在群組裡說他住院了，「長了帶狀皰疹，還有骨頭轉移，在胸椎跟頸椎部位五到七節。再加上感染指數衝到十六，整個人都在痛的高指數上面。」程兆芸問安得烈是否方便會客，但又不忍心他忍著疼痛跟我們講話。

「已經不能說話了，」安得烈在Line裡回答。

我和程兆芸再次感到心驚，安得烈反而不斷安慰我們，而我和程兆芸這兩個偽教徒能夠做的也只有禱告而已。

「這樣就夠了，有你們的禱告守望。一切都成了。而我太太一直都在身邊陪伴著我，照顧著我，真的辛苦了。」

這次因為感染臨時住院兩個月之後，安得烈在五月十九日出院。原本計晝在六月六日住院進行免疫治療，結果卻因為頸椎可能有骨折的危險，四天後再度入院。

新一代太空人

為了避免打擾，在安得烈沒有安頓好之前，我決定先不去探望。五月二十八日下午，程兆芸在群組裡問安得烈病房號碼，不過安得烈說，明天開刀後就要住進加護病房，然後傳來一張照片。一張看起來很痛的照片。

照片中是對著鏡頭調皮卻又有點勉強笑容的安得烈，此時他的頭髮已經理光，頭上有一個C字形的半圓環，仔細一看，C字的兩端分別固定在安得烈耳朵上方，固定的方式是分別用一根很粗的針連接C字環，看起來那根針似乎是直接插入頭骨。

安得烈在群組裡說，這次動的是頭頸和背部的脊椎，為了避免頸椎骨折，「這幾天是打頭釘、拉脖子，」他接著說，「妳看到的兩根頭釘是打進去頭部的。」

我頭皮直發麻。我的腦袋浮現幾年前一本講述十九世紀西醫外科手術演進的一本圖鑑，裡頭有各種手術刀械手繪圖片，以及看起來和恐怖酷刑差不多的身體各部位手術圖片。我突然感覺，雖然西醫外科革命一百多年了，但有些治療用器械的驚悚程度似乎沒有什麼變化。

安得烈這次是住進骨科病房，由於癌細胞轉移到了頸椎，在進行手術之前，必須將頸椎拉直並且防止骨折，這種技術就叫做「床頭式骨骼牽引術」（Gardner-Wells Tongs traction），這個技術除了會將頭部固定無法隨意活動之外，最痛苦的就是使用二根骨釘打入顱骨，且必須固定時間清理創口避免

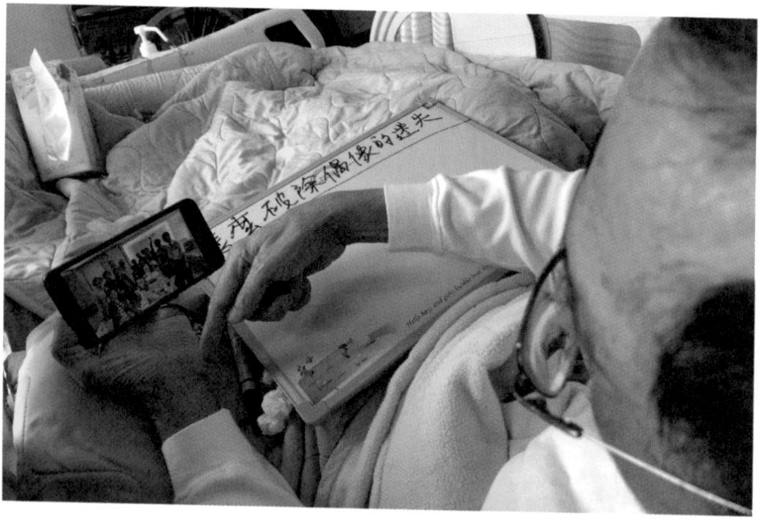

——用手機對我展示照片的安得烈。白板上的「怎麼破除偶像的迷失」，是他和志工分享的心路歷程。手機和白板，不但是安得烈對外聯繫的重要工具，同時也是安得烈證明自己存在的方式。

感染。

「超級無敵痛，」一向很會忍痛的安得烈說。

安得烈似乎察覺到群組裡的低氣壓，又再度發揮他幽默自嘲的本領，再傳了三張看起來應該是之前所拍的照片。照片中安得烈穿著睡衣，脖子接上呼吸器，第一張照片，他對著螢幕比了個西部牛仔的手槍姿勢，第二張照片就更有創意，上面直接寫著「新一代太空人」。

「很帥的太空人。」我說。然後我們在群組裡一同為安得烈祈禱。

「阿們。」是安得烈留在群組裡的最後一句話。

失控的疼痛

過年後第二次住院這段期間，各種治療所帶來的疼痛，似乎對安得烈產生前所未有的影響。雖然在信仰的強大力量下，安得烈始終保持著堅強而樂觀的態度，但許明秀感覺得出來，安得烈這次似乎被擊垮了。

以往對疼痛很能忍受，即使打針打到瘀青，血管硬化或找不到血管而一針要打四、五次才成功，卻仍不動如山的安得烈，這次不但在群組裡跟我們喊「超級無敵痛」，更在病房裡常常痛到人都蜷曲起來，動也不想動。甚至出現預期疼痛的心理，人還沒痛，就叫許明秀趕快幫他拿藥，怕萬一痛到受不了，脾氣爆發就不好了。在安得烈還能說話的時候，他可以用嘴巴喊痛，現在因為無法說話，只能在寫字板上寫下滿滿的疼痛字眼，讓許明秀越來越擔心。

雖然過去安得烈幾乎是二十四小時都在痛，差別只在大痛或小痛，對他來說疼痛已經是常態，但這次很不一樣。許明秀哽咽地告訴我，某天清晨五點多，安得烈又痛到醒過來，許明秀只好去護理站拿止痛藥，護理師口氣很不好地回答：「一直拿一直拿，這樣是要怎樣出院啊？整天一直拿止痛藥！」許明秀知道護理師的意思是為什麼安得烈不能忍一下，甚至懷疑他已經成癮，只要痛就拿止痛藥，以後出院怎麼辦？但許明秀回憶，藥效二小時的二百微公克平舒疼口頰溶片，早已過了二小時很久才拿，所以安得烈才會痛到醒來，怎麼說他一直拿呢？

如果按照一般止痛藥物的給予程序，從通知到獲得止痛藥，通常都需要經過至少一到二個小時，這對安得烈來講無異是疼痛酷刑。經過這次拿藥的不愉快經驗，安得烈和許明秀認為這樣不是辦法，不但很沒尊嚴，而且因為疼痛所帶來的各種困擾，比方體力下降和情緒不穩，睡眠品質低落，已經讓安得烈快要崩潰，於是在這次頸椎手術之前，許明秀做了疼痛控制諮詢，因為安得烈在做骨骼牽引術無法移動，所以由許明秀單獨前往。

疼痛控制的主治醫師問許明秀，如果痛得這樣嚴重，讓他裝一臺可以「自己按的」止痛機器，這樣願意嗎？許明秀二話不說表示願意，但裝這種機器需要病患同意，於是醫師問許明秀，安得烈會願意裝嗎？許明秀回答，安得烈當然不願意。其實過去在安得烈動手術之前，醫院都會詢問安得烈是否願意裝上這種可以自己控制的止痛機器，但安得烈認為這個對他沒用，所以都拒絕這個建議。

許明秀所說的「自己按的」止痛機器，全名叫做「病患自控式止痛」（Patient Controlled Analgesia），簡稱ＰＣＡ。字面上的意思，就是病人可以根據自己的疼痛狀況，自己控制止痛藥物的給予，所以也被叫做「床邊按鈕」。這種止痛方式使用的藥物是以嗎啡為主，原理是將微電腦控制的給藥幫浦接在點滴上，由麻醉醫師經過諮詢後，計算止痛藥物的劑量與給藥間隔，再讓病人使用。病人會有一個手握式的按鈕，只要覺得疼痛或不舒服的時候按一下，藥物就會經由靜脈進入體內，每次間隔時間大約五到十分鐘。

裝上去之後會有護理師詢問疼痛的改善狀況，然後調整藥量或種類。這次安得烈使用的止痛藥是Fentanyl這種類鴉片止痛藥，也就是他一直在使用的平舒疼口頰溶片，二小時貼一次，一片九百元。

因為每次按壓的止痛藥劑量、二次按壓給藥的間隔，和四小時給藥總量的上限都已經事先設定，基本上沒有安全問題。所以，不是病患每次按都會有止痛藥注入體內，但每次按壓的動作和「ＢＢ」聲會產生所謂的安慰劑效果，有些病人就會一直按，但其實並沒有止痛藥進入體內。端午節第二天我去看安得烈的時候，他就時不時按下ＰＣＡ，斷斷續續地發出「ＢＢ」的聲響。

ＰＣＡ還有一個作用是，病人使用後主治醫師便能掌握止痛藥的劑量，如果安得烈出院，也比較能夠知道要帶哪些止痛藥回家，以有效地止痛。未來即使需要進入安寧病房接受照顧，在疼痛控制方面也會比較有效。

現在的醫療觀念裡，已經把「減緩疼痛」列為是病人的權利之一，病人

「有權免於肉體痛苦」，而不只是在安寧病房需要控制疼痛。有醫師主張，根據醫療倫理的四大原則裡的「行善」和「不傷害」，病人有權利避免肉體的痛苦，並表達對疼痛的感受和情緒。

目前有許多國家已經將疼痛列為呼吸、心跳、血壓和體溫之外，第五個代表生命狀況的重要指標，除了手術之後的疼痛，安寧病房裡所要面對的疼痛狀況更是五花八門，減緩疼痛也是首要的任務。因此，屏東醫院家醫科兼任主治醫師許禮安，在他和其他專家所共同撰寫的安寧療護教科書中提及，疼痛

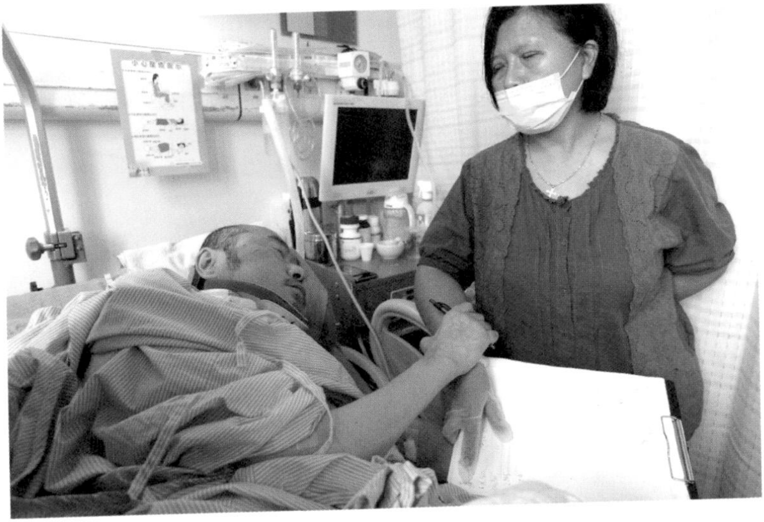

動完頸椎手術之後，雙腿卻失去行動能力的安得烈，此時再度失去說話的能力。由於止痛劑的緣故，安得烈大多時刻都處於昏睡狀態，寫字的力道也不如以往，字跡難辨。

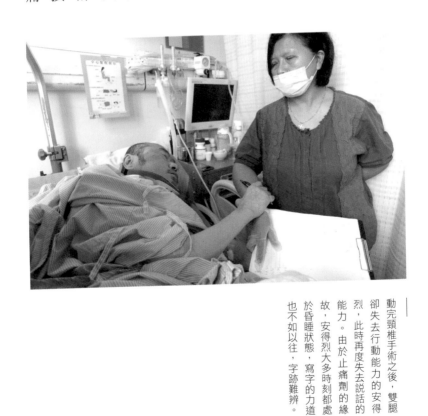

控制是安寧醫療的基本功，「否則病人痛都痛死了，你還跟他說靈性的追求？」

ＰＣＡ裝上去之後，雖然安得烈的疼痛得到大幅度改善，但接下來卻發生意想不到的狀況，讓許明秀留下無法彌補的遺憾。

被擊潰的哲學家

過去安得烈一直排斥使用ＰＣＡ來止痛，雖然許明秀是主要的照顧者，但所有的醫療決定都是由安得烈負責，因此這次許明秀自己決定幫他裝上ＰＣＡ，心裡其實有些忐忑。

五月底的頸椎手術開完，背部長達三十公分的傷口還在復原，出加護病房後沒二天，安得烈的腳突然沒辦法動了，醫院判斷可能是壓迫到神經，因此又動手術處理雙腳的問題。但這次開完刀，安得烈的雙腳還是沒有恢復，再也無法下床行走。雖然安得烈的雙腳已經無法行走，但許明秀仍按照計畫，預計在六月進行免疫治療。在準備治療的空檔，許明秀決定搬家，搬到有電梯的大樓，方便安得烈回家休養。

不過，麻煩的不只是這些，使用ＰＣＡ之後，雖然疼痛的狀況控制住了，也不用再去求護理站拿止痛藥，但安得烈卻開始昏睡。許明秀說，一開始安得烈還很有精神的時候會自己按止痛藥，後來卻慢慢陷入昏睡。許明秀很擔心，詢問的結果卻是「正常的」，但她隱隱覺得哪裡不對勁，因為一直處於昏睡的安得烈，連翻身都顯得無精打采，眼神也不再那樣炯炯有神。以往只要一個眼神就可以了解彼此所要表達的事情，但現在安得烈的眼神卻充滿無助。到了七月初，安德烈已經全身無力，雙腳瘦到皮包骨，必須靠輔具支撐，連手都舉不起來，許明秀一度還鬧情緒認為是安得烈不配合。

端午節隔天，眼見安得烈在群組裡無聲無息，我實在放心不下，於是聯絡了吳宙姅，兩人趕去醫院探視。

「大嫂！」吳宙姅一見到許明秀，便過去給了一個滿滿的擁抱。病房只有他們二人，原本一起照顧安得烈的外籍看護已經期滿回國，現在是許明秀和一對兒女輪流照顧。

安得烈的病床位在靠窗的位置，光線灑了進來，所有東西都亮亮的，讓病房顯得更安靜。安得烈無法吃飯，因此病房內完全沒有和端午節有關的事物，大家也都避免提到「肉粽」這兩個字。

「安得烈！」吳宙姅接著握了安得烈的手，這是她進入病房進行芳療服務的基本動作，「你很棒喔！」這個時候安得烈已經無法說話，只能點頭或以手勢和大家交流，但他看起來精神還不錯，仍然像個大家長，想辦法炒熱氣氛或逗樂大家。安得烈比了一個「讚」回應吳宙姅。他的手勢很多，比方按自動原子筆的手勢是「謝謝」，用指人的方式作為確認的方式，或是比讚，還會時不時用大拇指跟食指比出時下流行的「愛你」手勢。

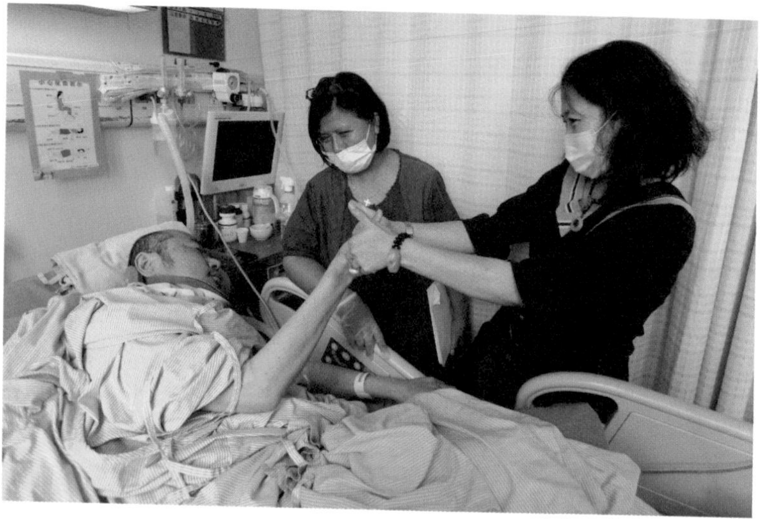

──安寧芳療師吳宙姅結束探視前，和安得烈道別，互相以手勢打氣。吳宙姅建議安得烈轉安寧病房，可以對疼痛和症狀做更好的控制，也對日後的治療有幫助。吳宙姅看出安得烈的疑慮：「沒有人會放棄你。」

就在大家說話的同時，病房裡斷斷續續傳來「ＢＢ」的聲響，那是安得烈按下ＰＣＡ的聲音，顯然他仍舊在承受巨大的疼痛。我注意到安得烈的雙腳枯瘦如柴，這是我從沒有見過的狀況。如果用「皮包骨」形容，那不是已經詞窮，而是眼前看到的，真的只是一層幾乎沒有肌肉的皮膚包在骨頭外面的樣子。看到這個景象，我一時說不出話來。

吳宙妌在談話的空檔輕聲跟我說，這次安得烈的狀況真的很差。吳宙妌確認安得烈的狀況，用手指尖按了安得烈枯瘦的腳拇趾，測試末梢神經的反應，安得烈做了個「很痛」的表情。

「腳是有知覺的，肚子溫度也還好，過去溫度都很高呢。」吳宙妌輕輕推著安得烈的腹部說。「是不是有便祕的狀況？」吳宙妌問。

「之前糞便硬到像是石頭，有幾次還得讓護理師來幫忙用手挖，不知道可不可以讓這個狀況改善一些？」許明秀看著安得烈，握著他的手說話。

我們讓安得烈用寫字板跟我們說話，但安得烈拿著筆的手軟綿綿，不但抬不太起來，寫出來的字也凌亂而輕淺，不復他過去的雄勁筆力。大家看了上面的字猜了半天，大嫂問安得烈是不是和排便有關，安得烈點點頭。

「我來調一些可以改善排便的精油，大嫂妳之後就可以幫他按摩。」吳宙姅說。

許明秀說了這陣子的狀況，主要還是在於疼痛和症狀的控制，但情況似乎有些不如人意。順著這個勢頭，吳宙姅問安得烈要不要轉安寧共照，但顯然安得烈沒有意願。「沒關係，你可以再想一下。」吳宙姅說。我知道吳宙姅的用意，顯然現在安得烈的狀況很差，因此可以把照顧重點放在不適症狀的減緩，比如疼痛和便祕，如果進入安寧共照，可以比一般病房獲得更好的相關照顧。許明秀看了安得烈一眼，因為他才是主要的醫療決策者。多年的安寧志工生涯，吳宙姅知道安得烈擔心的地方在哪裡。

「你沒有放棄，我們也沒有任何人會放棄你。」吳宙姅注視著安得烈，握著他的手說。

我們離開前，我趨前握了虛弱的安得烈的手。他的手冰冰涼涼，有一點點濕。我後來才知道，這是末期病人常有的狀況。這是我第一次握安得烈的手。

安得烈靜靜地看著我，似乎有什麼話要說，然後用力握了我一下。

「安得烈大哥，您很有精神喔！」我笑著用力握回去。他笑著點點頭。

我不要急救了

我們離開病房後，吳宙妌對我說，安得烈其實很不願意回到安寧病房，他想要繼續奮鬥，但接受安寧療護並不代表放棄。他們認識七年，吳宙妌很了解安得烈。

我們那時候並不知道，二個多星期前，安得烈突然對許明秀說他不要急救了。

一直以來，安得烈和許明秀兩人一同對抗癌症，即使好幾次安得烈病危，但其實二人都沒有面對死亡的準備。雖然安得烈說他準備好了，但許明秀沒有。

「我們只有一個想法，我們還要再繼續治療。」許明秀回憶。

許明秀的話不多，每次在病房見到她，總是在一旁默默地照顧安得烈。有一次許明秀拿家族相本出來讓我們看，很明顯可以看出來，在安得烈剛生病的時候，許明秀的頭髮還是一片烏黑，多年下來，她的頭髮已經罩上一層白霜，面容也多了疲憊。剛生病的前幾年，安得烈的脾氣雖然已經收斂不少，但有時候情緒一來，摔東西甚至半夜叫全家罰站都是常有的事。許明秀和二個孩子都能夠體諒，等他情緒過去就好。在受洗之後安得烈比較有勇氣和家人多一些互動，從家族相本就可以看到這個過程，所以許明秀才會跟我說，生病之後的這個安得烈好像才是她的老公。

七年來，長期照顧的各種壓力讓許明秀蒼老許多。不論是實際的照顧、家庭、情感、人際社交和經濟壓力，許明秀都一肩扛下。幸運的是，許明秀多年前因為人情而幫安得烈投保的防癌險（原本還有其他的保險，但因為安得烈反對而解約），可以支應安得烈每年將近二百萬的醫療相關支出達到七成。經濟上有餘裕，照顧也有其他成員分擔，但情感和人際方面的壓力，卻沒有其他人可以分憂解勞，許明秀得一人面對。

長期照顧者的壓力常常是隱性的，大多在被照顧者的「光環」下隱沒，一旦被照顧者去世，這些照顧者往往出現各種創傷，卻沒有人可以協助。因此，將安寧療護系統性地引入臺灣的趙可式，她在多年提出的「四全照顧」模式中的「全家照顧」，是首次將家屬列入關懷和照顧對象的觀念，對於照顧者而言是相當重要的一個里程碑。不過，很奇怪的地方是，臺灣關於照顧者的研究還是很少，顯然這方面的議題還沒有被看見。

多年訓練之下，許明秀已成為一個照顧老手。在病房裡，許明秀的動作俐落而熟練，上回安得烈還可以說話的時候，和我們聊天到一半時，濃痰從他的氣切口噴出來，許明秀在一旁看到，立刻拿了棉花和棉花棒迅速清理。我在那時看到安得烈氣切口的皮膚乾乾淨淨的，對氣切多年的病人來說，這實在很不容易。

雖然許明秀對安得烈言聽計從，並且一手操持家中大計，但只要一談到「死亡」，就像大多數臺灣人的反應一樣，許明秀會開始逃避，拒絕談論這個話題。

安得烈生病這七年曾經多次病危，有次他覺得自己可能撐不過去，想要交代遺言，結果許明秀馬上阻止他：「你不要說，我不要聽，你說這個我一句都聽不下去！你自己說，我要去外面！」安得烈看許明秀哽咽難過的樣子，只好順著她的意不說了。

有一回許明秀在醫院裡遇到一位過去曾照顧過安得烈的護理長。護理長和許明秀打招呼，並且把她帶到一旁聊。

「你們預備好了沒有？」護理長開門見山地問。

「為什麼要預備？」許明秀反問，「他每次都治療得那麼好，而且上次他在妳那邊住院五十天，還不是好好地出院了？」

這位護理長自己也是一位癌症病患，許明秀不想談論死亡其實很正常，即使多次病危，安得烈還是從原本被宣判只剩下三個月生命，到現在已經過了好幾年，誰會想要去談死亡這件事？就算是安得烈已經有所覺悟，但許明秀還是無法和他討論死亡。護理長看得很清楚，她對許明秀說：「其實這條路是一定要走，只是他們的情況會比較特殊，什麼時候來也會來得很快，妳一定要有心理準備，包括安得烈大哥。」

護理長希望許明秀把話帶給安得烈，但許明秀沒有照辦，只有說她遇到護理長，打了招呼。

「這個話我沒有帶到耶，因為我不忍心帶到，我自己本身就沒辦法接受了，我怎麼可能會跟他講……」面對死亡威脅，許明秀似乎仍舊無法「接受」。

我想起有回同事程兆芸去拍攝安得烈的影片，安得烈對她說，今年會是關鍵。當時安得烈正在做牽引術，身體的疼痛達到頂點，意志也似乎被消磨殆盡。許明秀說，這半年來，安得烈不時透露出對他們不捨的情緒，似乎知道自己可能熬不過這關。一月底的時候，他對我們說準備好了，現在是否還是一樣？

六月初安得烈頸椎開刀，隔沒幾天卻雙腳無力，第二次開刀仍然沒有解決。在加護病房觀察了幾天後，安得烈要轉到普通病房，把病床推出來的時候，安得烈突然對許明秀說：「如果將來要急救，那我不要急救了。」安得烈是那種「拚到底」的個性，聽到隔壁床有病友不急救了，還會問：「為什麼不拚下去？」當安得烈說他不要急救了，一直避談死亡的許明秀嚇壞了。

吳宙姅知道安得烈的個性，所以才會在那天和安得烈建議可以考慮安寧共照，而且跟他強調，「安寧不是放棄。」許明秀自己也很清楚，過去住過二次安寧病房的經驗都非常好，但自己就是過不去那關，她自己也忘了，其實安寧共照之後還是可以選擇繼續治療。

或許吳宙姅的話讓安得烈開始思考安寧共照的可能。由於安得烈昏睡的狀況開始越來越嚴重，便祕等症狀也沒有太大改善，睡著的時候更開始出現手亂抓或譫妄的情形，但最主要還是不舒服的症狀讓安得烈的狀況越來越差，在我們探視安得烈的數天後，安得烈突然對腫瘤科的醫師說：「不然來做安寧共照？」醫師答應了，並立刻照會安寧科。

「可能他很不舒服，想說是不是做共照對他來說會比較舒服一點。」許明秀這麼想，而且安得烈詢問安寧共照這件事，並沒有和她先討論過。「我們還是要做免疫治療喔，我就一直強調這個喔！」許明秀當時再三跟醫師確認這件事。

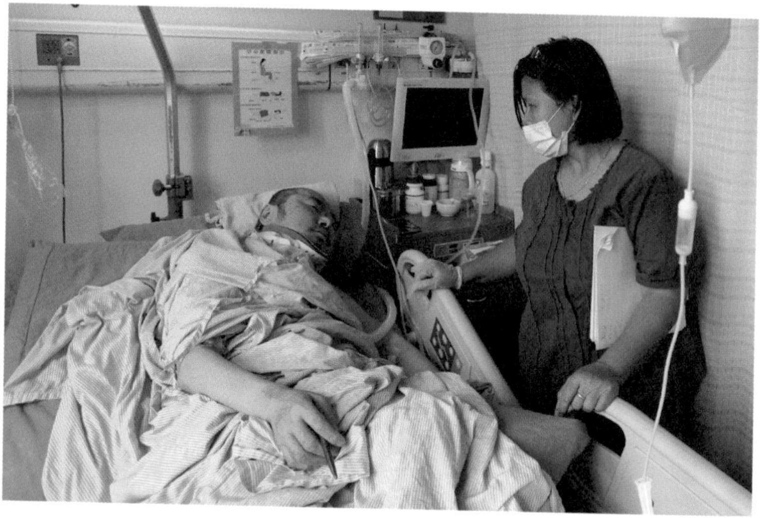

——凝視安得烈的許明秀。這個月以來，安得烈的狀況讓許明秀憂心不已，雖然和探病的我們表面上有說有笑，但談到治療，許明秀仍掩飾不住內心的憂慮。

依照安寧共照的程序，一旦病人進入共照，會在原本的病房繼續進行治療，不過治療的方針會是以症狀緩解為主，而不是積極性的治療。這樣一來，原本因為肺癌而延後的免疫治療，得再等一陣子。但出乎所有人意料的是，安得烈因為持續昏睡導致無法自主呼吸，必須仰賴呼吸器，但卻也因為這樣導致血氧降低，在七月五日住進加護病房，直到七月十五日早上。

「那天早上血氧不知道為什麼突然降低，醫生就說要趕快進加護病房。」許明秀說。

最後的心願

進入加護病房之後，許明秀繼續打理搬家的事情，卻也因為沒辦法親自照顧安得烈而感到不安。加護病房不比一般病房，一天只有二次探視的時間，其他時間都是由護理師進行照顧。如果有其他人來探視安得烈，許明秀看他的時間就更少了。

不過，進入加護病房第九天，安得烈的狀況似乎穩定下來，主治醫師認為，安得烈已經可以開始自主呼吸，如果情況好好維持下去，再過一、兩天就可以出加護病房。

星期六中午，安得烈的大姊帶著外甥過來探望，安得烈的精神似乎不錯，大家有說有笑。這個時候，安得烈在寫字板上寫下「想吃東西」這幾個字，許明秀愣了一下。

許明秀記得昨天晚上，安得烈突然在寫字板上跟她表達「想喝水」、「想吃東西」的意願。這麼多年來，安得烈很少對她說想要吃吃喝喝。安得烈的廚藝不錯，住院的時候常常會在醫院裡煮東西給醫護人員或病友吃，全部的人都很開心地吃，就他一個人微笑地看著大家。狀況好的時候，安得烈在家裡也會煮飯，在Line群組裡要大家趕快回家吃，許明秀有時候來不及回家吃，就用煮太多吃不完的理由搪塞，要他不要煮太多。

許明秀感到一陣心酸，對安得烈說：「好喔，但是你現在不能喝水，現在喝水會嗆到，你吃東西的話，你也會嗆到，乖乖地聽護理師的話。」許明秀怕安得烈聽不清楚，在寫字板上又重複一次剛剛說的話，「到時候我們再來做免疫治療，這樣你就可以吃了。」許明秀心裡明白，即使做完免疫治療，安得烈其實還是不能吃東西，但許明秀仍這樣回答。安得烈意味深長地對許明秀笑了一下，似乎在說「好」，但卻又好像在跟許明秀說「這有可能嗎？」過去安得烈有時候會在夢中做出用手抓東西吃的動作，看護看到了不免覺得好笑，要伸手阻止時，許明秀告訴看護說：「沒關係，讓他吃吧。」

吃是人之大欲，許多病友即使病情比安得烈還嚴重，但至少還可以吃吃喝喝，用飲食來安慰情緒，但安得烈已經很多年沒有感受過食物從嘴巴吃下去的狀態，這種痛苦不會比身體上的疼痛來得好受，許明秀不知道他是如何熬下來的。

許明秀覺得很不尋常，只好再安慰安得烈，用昨晚說過同樣的話。到了晚上，安得烈的精神變差了，人也顯得不舒服。例行抽痰的時候，許明秀看著抽出來的痰，和前幾天一樣滿滿是血，護理師說這是黏膜受傷，要她別擔心，但許明秀心中滿滿的疑問：該不該讓他進加護病房？該不該讓他受這樣的折磨？尤其看到加護病房的照顧無法像自己這樣無微不至，許明秀難過卻又不知道該怎樣表達情緒。

「阿姨我們現在要幫他換尿布喔，我們會幫他翻身喔。」許明秀看著安得烈，時間已經到了，護理人員要她趕快回家。

「謝謝你。」許明秀看得出來安得烈有些緊張，但探病時間已經結束。安得烈或許是怕妻子難過，揮著無力的手示意要許明秀離開。許明秀看了安得烈最後一眼，「好，那我明天來看你喔！」

這個月以來，安得烈的狀況讓許明秀憂心不已，雖然和探病的我們表面上有說有笑，但談到治療，許明秀仍掩飾不住內心的憂慮。

來不及說再見

七月十五日上午十點，安得烈住院第十天，許明秀照例過去醫院探視安得烈。因為前一晚安得烈的狀況讓她有些擔心，因此準備提早到醫院等候。加護病房探病時間是十點半到十一點，她十點十五分到達，準備搭電梯。

在電梯裡許明秀聽到手機響起，但因為訊號不良所以沒接到，手機顯示似乎是醫院打過來的。許明秀感到一陣不安，人一走出電梯便立刻接到兒子的來電：「媽，醫院說爸爸的狀況不好，妳現在趕快過去！」

許明秀立刻往加護病房衝過去。安得烈經歷過數次病危，但死亡這次似乎真的逼近，但二人從來沒有真正好好談過這件事。許明秀腦袋一片空白，一進加護病房只聽到儀器的運作聲音，還沒見到安得烈，醫師便劈頭告訴許明秀，現在要做栓塞手術止血，要她先簽止血栓塞術同意書。許明秀顧不得上頭密密麻麻的說明文字，全都簽同意，她只想趕快見到安得烈。

一見到安得烈，這時他已經吊白眼，臉上罩著呼吸器，許明秀完全不知道要說什麼話，連悲傷都來不及，只能不斷地輕聲告訴安得烈：「不要緊張，你不要緊張，你要放輕鬆喔！」安得烈似乎知道許明秀來了，聽到她的聲音，安得烈的眼睛慢慢翻回來，呈現半閉狀態，喉嚨不斷發出「咕嚕咕嚕」的「瀕死喉聲」。安得烈已經進入瀕死的狀態。

主治醫師這時候過來告知，安得烈上午八點出現內出血現象，但不知道出血點在哪，所以如果決定要進行止血的栓塞手術，就得把人推到手術室，但這樣一來安得烈很可能會無法呼吸，而且幫助可能不大，也沒辦法進行急救。許明秀腦袋一片混亂，從來沒有真正面臨死亡的許明秀，在這麼短的時間之內要做這個決定，她實在辦不到。

看著漸漸失去生命跡象的安得烈，上回手術完從加護病房出來時，安得烈告訴她「不要急救」，許明秀知道該放手了。忙亂中，她早已忘記要幫安得烈禱告，除了「你不要緊張」之外，什麼話也說不出口。許明秀想起之前在教會時，一位牧師曾對她說，如果面對臨終的人什麼話也說不出來，就跟他說什麼都不要想，想著你的宗教就可以。許明秀又緊張又害怕，只知道安得烈堅定地信耶穌，於是趕快告訴他：「老公你要趕快呼求，你就呼叫耶穌喔，你要跟著耶穌走，你要跟著耶穌走喔！」

許明秀放棄急救，簽下DNR。打了三次強心針，等到兒子女兒和安得烈的大姊與外甥趕到後，七月十五日上午十一點三十一分，安得烈胸口的起伏平緩下來，心臟停止跳動。

未曾練習的告別

醫師宣告安得烈死亡後，加護病房的護理人員按照程序，要把安得烈的遺體推到往生室，許明秀回過神來：「我去買一套衣服來幫他穿。」護理師回答：「不用啦，你們就直接下去，如果要換的話，去樓下換就好。」在許明秀的堅持下，護理師最後讓她幫安得烈換上大姊臨時買來的一套乾淨衣物，然後陪著安得烈到樓下的往生室，走完最後一程，緊接著移靈至第二殯儀館。

「當時我什麼都沒辦法講，但是我現在很後悔什麼都沒有講，就只能這樣子。」一個月後，許明秀哽咽地說，「四道人生沒有，連衣服都沒有準備欸！在往生室的時候，我真的很難過，為什麼最後會變成這個樣子？」

「沒辦法接受，你知道嗎？早上起來的時候，我還在想這怎麼可能啊，這不可能啊？他那麼勇敢，他真的很拚，他很努力地拚啊，怎麼可能，根本就不可能的事情啊？他昨天還坐這邊啊，怎麼可能說他已經離開了，他不是還坐在這邊嗎？」許明秀還是無法接受安得烈離去的事實。

七月二十八日那天，教會幫安得烈在第二殯儀館辦了追思會，我在座位上看著安得烈的遺像，想著認識他這九個月，深深為沒有替他留下好看的照片而感到遺憾。許明秀事後跟我說，安得烈還有很多話想跟我說，但已經來不及了。吳宙姅坐在我右前方，雖然她在安寧病房看盡死亡場景，但仍然止不住淚水，肩頭不斷顫動。

許明秀從頭到尾沒有掉下眼淚，直到火葬場的時候，哭也哭不出來，想叫也叫不出來，整個人像傻掉一樣。她想起安得烈剛生病的時候，即使她一直不願意和安得烈討論死亡準備，但那天安得烈突然問她：「如果說有一天妳先走了，然後妳燒一燒，妳的骨灰我一定不會放在塔裡面，我也不會隨便扔，妳放心，我一定會把妳放在床頭櫃。」

「怎麼可能。」許明秀覺得荒謬。

「你不相信嗎？」安得烈接著問。

「我不大相信啦……」許明秀有點不大確定。

「那如果我先走的話，妳會把我的骨灰怎樣處理？妳會把我的骨灰放在床頭櫃嗎？」安得烈追問。

「怎麼可能，我會很害怕啊，把你放在我的床頭櫃，我怕死了，我不可能把你放在我的床頭櫃啦。」

許明秀從記憶裡回到現實，看著安得烈火化後的骨灰，她想起當時那個沒有確定的承諾，突然有股衝動，想要抓一把骨灰放在包包裡隨身帶著，這樣她就可以跟安得烈說，「其實那時候我是騙你的啦，不是真的怕啦！」但她終究沒有跟火葬場的人員提出這個要求。

「我現在真的滿遺憾的，假如那時候我鼓起勇氣說，我可不可以抓一把，放在包包裡面？」許明秀嘆了一口氣。

太多的遺憾，太多的疑問充塞在許明秀的腦海裡，即使安得烈已經去世一個月，她卻仍然不斷自責，自責為什麼要讓他開刀，多受那一個月的苦；自責為什麼要讓他用PCA一直昏睡；自責為什麼不乾脆就轉安寧病房而不是共照，好好陪他走完這一程；自責為什麼過去她都不和安得烈談死亡，沒有練習告別；自責當時如果不簽DNR同意做栓塞手術，是不是現在就不是這樣的結果；自責為什麼在他臨終的時候沒有好好和他道歉、道謝、道愛和道別？

安得烈過世不久，一位廠商打電話給許明秀，說他的父親得了大腸癌，醫生說可能沒有藥可以治了，叫他們要有心理準備。許明秀以過來人的身分告訴他：「不管怎樣，你們現在最重要的就是盡可能地陪伴。陪伴、陪伴，不然等到有一天你們想要陪伴他，你們是一點辦法都沒有，不可能再重來了，你想要摸他都不可能，」許明秀又哽咽了起來，「你看安得烈現在在哪裡？我現在很想摸他啊……」

瀕死指標

安得烈的離去，正體現了安寧醫療在共照當中的困境。雖然安寧醫療的理念是每個病房都可以是安寧病房，每位醫護人員都能夠了解安寧也能執行安寧醫療，但現實當中卻仍有相當大的改善空間。

安寧醫療需要醫病之間不斷地溝通和醫療決策透明，但人力的限制，難免出現遺憾的結果。即使安得烈已經是醫院人盡皆知的知名病人（我曾在安寧病房裡，聽到病患家屬提起安得烈，這才相信安得烈真的已經是醫院裡的標竿），不斷創造奇蹟，或許也因為這樣，讓安得烈最後這一個月以遺憾收場。

其中許明秀最大的一個疑惑是，為什麼安得烈會走得這麼快，讓他們措手不及？

許明秀在安得烈去世隔天回醫院拿死亡證明時，一位醫師跟她說，在加護病房的時候，曾告知安得烈有高血鈣的問題，而高血鈣的症狀，通常是一種預後不良的指標。

高血鈣的正式名稱叫「高鈣血症」，是癌症病人最常見的代謝性疾病。統計上顯示大約有一到二成的癌症病人會出現高鈣血症，如果癌末病人出現高鈣血症，通常有五成的病人會在三十天內死亡，八成病人在一年內死亡，平均的存活時間大約是三到四個月。

引起高鈣血症的原因在臨床上大致可分為兩類，最重要的原因是次甲狀腺機能亢進，再來就是惡性腫瘤，這兩種原因就占了九成。一般來說，成人血清中的鈣濃度大約在八到十（單位是mg/dL），依照濃度的不同分為輕、中、重度高鈣血症，十四以上屬於重度高鈣血症。

許明秀說，醫師解釋說安得烈的血清鈣濃度是十八，標準是九，後來降到「十」再多一些，雖然在加護病房就已經發現這個現象，但因為安得烈已經是醫院的標竿病人，所以沒有對許明秀說明安得烈的高鈣血症會有什麼影響，「因為高血鈣通常大概二個星期就走了。」

高鈣血症主要的症狀是多尿、口乾、厭食、容易疲倦、骨頭疼痛更加劇烈、便祕、腹絞痛，意識混亂、昏迷、肌肉無力、嗜睡等等。安得烈後期的昏睡和夜裡的譫妄現象，或許就是高鈣血症的症狀，但當時並沒有人對許明秀說明清楚。現在對她說這件事，已經於事無補。

雖然許明秀當下感到錯愕，但她也不怪醫護人員，只是不斷責怪自己。她很明白，這麼多年來，在院方的照顧之下，她和安得烈才多了這七年的時間可以相處。只是，雙方對病情評估的落差，和一直以來對病情的樂觀，讓許明秀完全沒有心理準備面對安得烈的死亡。唯一可以讓她感到欣慰的是，受洗之後的安得烈知道自己過去並不是一位好父親，去年他開始鼓起勇氣和兩個孩子互動，甚至道歉。雖然四道人生只完成了一道，但這對安得烈來說已經很不容易，而且最後他跟著耶穌走，持守了他的信仰，這對身為虔誠基督徒的許明秀來說，也是應該要高興的事。

「所以說，面對死亡這件事，真的是要學習耶，才不會感到真的好遺憾。應該要面對的還是要面對，不然你會錯過很多事情。」七年多來幾乎全程陪伴在安得烈身旁，最後卻經歷那場錯愕而失措的死亡場景，許明秀徹底領悟。

「愛真的要表達出來，不然真的會造成遺憾。」她哀傷地說。

安寧共照的困境

安寧療護講求照護團隊與病人和家屬之間的溝通。在安寧照護的團隊當中，社工師尤其擔負病人死亡前後，對於病人、家屬與照顧者在社會和精神層面的照顧，溝通是社工師的核心能力之一。

目前在輔仁大學社會工作學系擔任專案助理教授，同時也是資深社工師的李閏華，在安寧療護領域已經有二十多年的經驗，並曾擔任安寧照顧基金會執行長，對於安寧共照有深刻的觀察。

安寧共照關係到原照顧團隊和安寧團隊的合作與溝通，能不能順暢地進行，必須要有一個人擔任橋樑的角色，並且和病人與家屬建立關係，取得他們的信賴。而且很多情況是進入共照的病人，很多都還在進行治療，比如安得烈的狀況，並不是一旦進入共照就只能走向死亡，如果沒有充分的溝通，往往會讓家屬和病人產生誤解。

李閏華對這種狀況一點也不陌生。「團隊跟家屬如果沒有建立良好的關係就會動輒得咎。原本的治療團隊會擔心，如果治療方向沒有改變，但治療會有風險，如果最後病人在治療過程中死亡，家屬有時會說你怎麼把人醫死了？可是，當安寧團隊介入的時候，家屬也會擔心因為安寧的介入，所以沒有積極治療。」李閏華說。

「但有時候這是結構的問題，未必是家屬的責任……。」李閏華補充道。

李閏華認為，目前臺灣安寧共照的困境之一是次數與時間，這就是醫療結構的問題。「因為共照一個禮拜最多去兩次，無法太頻繁，照護責任仍在原團隊，可是原團隊也會有困境，怕治療方向改變之後會不會跟家屬的意願不一致。」所以，就李閏華過去的經驗，這兩個團隊必須進行協調，開個案討論會，才有可能達成協議，而不是各做各的事情。這就是跨專業的連結，避免病人與家屬兩邊都不知道狀況，同時也是「醫病共享決策」（Shared Decision Making，SDM）的精神。原本的照顧團隊、安寧團隊、病人與家屬一起坐下來開家庭會議，「讓家屬去看清楚現在所處的狀況，他們才能重新去選擇」。

在病人過世之後，安寧的照顧也開啟了另一個階段，由社工師進行遺族的哀傷關懷。通常安寧團隊有遺族關懷的專業人員，會追蹤這些家屬的狀況，只要有需要，隨時都可以找他們談。有時候，家屬的哀傷或遺憾等等反應甚至是長期的，或是當下並沒有感覺，而是歷經一段長期的過程。「你知道，我在服務家屬的時候，還有人是十年後才來找病人當年的錄影帶。十年喔，才來問我當年錄的錄影帶還在嗎？『我現在開始懷念這個人了。』家屬十年後才領悟到。」李閏華說。

科技復生

安得烈去世一個多星期後的某一天，許明秀夢見他回家在浴室裡快樂地洗澡。自生病之後，安得烈已經很久沒有這樣好好洗澡，不用小心翼翼地避開身上的造口。雖然許明秀曾說她很「怕鬼」，但安得烈走了之後的那幾天，許明秀每當失眠睡不著，心裡便對安得烈說：「你知道我很怕，但是你現在回來的話，我也不會怕，不然你就回來給我看看，不然你就來給我看看。」她哭了出來，「你站在這裡我也不會怕了，但這根本不可能啊。」

基督教的信仰告訴許明秀，安得烈現在是在天父的身邊，這讓她多少感到一些安慰，雖然許明秀來不及和安得烈告別，甚至一度覺得安得烈是不是根本不知道自己走了，只是像睡著那樣，醒來在另一個地方，而且身上的造口跟病痛都不見了，還可以走路、喝水吃東西。「他會很快樂。但是等他回過神來，卻意識到自己好像回不了家了？」

「但起碼，他在那邊不再那麼痛了。」許明秀安慰自己道。

她不忍心打斷安得烈，「好，你盡量洗，盡量洗，怎樣洗都沒關係，」讓他痛痛快快、舒舒服服地洗個澡。許明秀知道自己在做夢，但她知道安得烈這麼多年來，特別是過世前幾天，他渴望重溫喝水、吃飯這兩種對一般人而言再簡單不過的事情，想必洗澡也是吧？七年後，安得烈總算可以快樂地洗澡了。

沒多久，「安得烈」重新開始在群組裡發禱告圖，只不過這次我知道發訊息的人是許明秀。科技就是如此神奇，即使帳號的主人已經逝去，但透過這個帳號所發出的訊息卻又是如此真實，彷彿什麼事情都沒發生過。我想起跟安得烈第一次正式談話時，他一再跟我說的「面對」。雖然我不知道安得烈在最後一刻是不是真的準備好了，但安得烈的面對已經結束，而許明秀的面對才正要開始。

科技讓安得烈在世的時候可以突破肉體的限制，自由自在地和其他人溝通，甚至展開他的慈善事業，讓其他人依舊感受到他的存在。只要這個群組依舊存在沒有消失，即使安得烈已經回到他最愛的天父身旁，他的親人繼續操作這個帳號，安得烈雖死而猶生。

Part 4

我想一直看著你

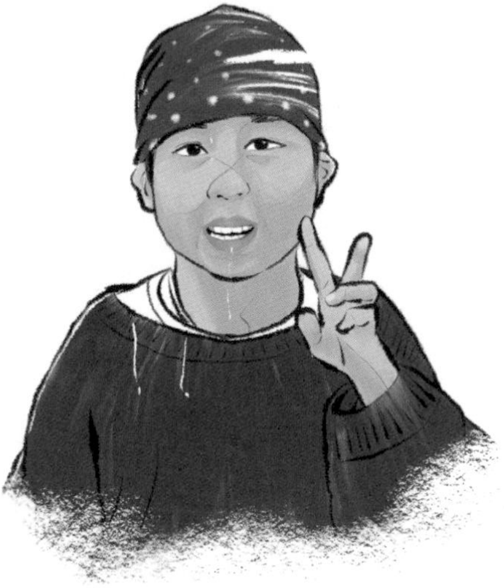

但，我怎能忘懷你呢？

讓湖泊在秋光中幻失，

讓松雲消隱，讓蟬聲一下子沉靜。

只有放手，讓來自山林的，

回到原來的山林。

深刻與悲痛，來過與走，

中間沒有差別什麼。

——〈差別〉，敻虹

你不是壞人吧？

「你……不是壞人吧？」劉祕書長略帶遲疑，微微低著頭張大眼睛認真地問我。

第一次和劉祕書長見面討論兒童安寧的議題，面對這突如其來，有些無厘頭的問題，我突然不知道該怎樣接話。

劉祕書長目前在創立於二〇一三年的NPO組織「光點兒童重症扶助協會」工作。協會位在新店一棟老舊公寓內，從雜草叢生的一樓入口，到因為一場大雨而導致大漏水的後陽台，都暗示著這家NPO的經營不易。

個頭不高、留著齊耳短髮的劉祕書長，總是穿著一件深藍色風衣，拉著一部小拖車，上頭放滿大包小包給協會重症兒童的物資，優雅地出現在醫院或人們面前。

「感謝主的恩典，」這是劉祕書長打招呼的方式，而這句話聽在異教徒的我的耳中，沒有任何違和感，因為她說這句話的時候，你可以感受到她的誠懇，完全發自內心。教導重症兒童畫畫是協會最主要的服務內容，或許唯有堅定虔誠的信仰，才讓她能夠自在地穿梭在這些過於早熟的人間苦痛，不至於讓自己受傷。

不知道應該怎麼回答祕書長的問題，「你看我像嗎？」我只好笑著聳聳肩。

我不是壞人

我是透過吳宙姅的介紹認識祕書長的。吳宙姅知道我需要一位兒童重症或末期病患，藉此了解兒童安寧醫療的現況，因此向我推薦在光點工作的祕書長。祕書長在答應我的邀約後，藉由她過去五年來所服務過的上百名重症兒童經驗，馬上幫我找到一位「可能有機會」接受採訪的個案。

「你看，就是這位，」祕書長遞來一本黑色封面、薄薄的小冊子，裡頭是歷來光點輔導的重症兒童繪畫作品，「你先看看這位個案，」她說。這些畫作大多是在病房裡完成，有的樸拙，有的則可以看出早慧的天分，畫作旁邊印著主人的感想。

「我最喜歡做運動，可是因為我有先天性心臟病所以不能運動了。雖然吃藥很苦，打針很痛，但我會乖乖地打針吃藥直到等到心臟，醫生伯伯說換了心我就會好起來，並且可以到戶外跑一跑、動一動。」五歲的小丸子罹患心臟膈膜缺損，這是她《做運動》這幅作品的感言，「可惜小丸子等不到換心，此幅畫作已成為遺作。」突如其來的註記，「五歲，」我看著她那幅抽象而又充滿童趣的畫作愣了一會兒。

小冊子裡畫作的主人年齡不一，但大多在十三歲以下，有的已經和小丸子一樣「回天家」，祕書長說，有的則還在跟疾病纏鬥，今年十歲的「喬妹」就是其中一位。

過去幾個月以來，我所遇見和安寧醫療有關的人們，不論是醫護人員、志工還是病人或家屬，他們不斷地和死亡接近、戰鬥、共處和送別，不論身、心、靈都無比強大，同時也樂於分享，這是讓我一直感到驚訝且不解的事情。

死亡不是去市場買菜，也不是出門上班，可以預期時間到了就可以回家那樣的理所當然，這是一條單行道，沒有人可以同行，有的只有逐漸衰敗的肉體。或許是人類在面臨死亡這類重大的考驗與創傷時所迸發出來的能量，讓病友之間的情誼往往比一般人想像的還要深刻。比如王少華，比如安得烈，他們在自己病況危急之時，卻還能鼓勵其他病友，這樣的能量，利他主義已經不足以解釋。

不過，祕書長在協會創立初期所遭受來自公部門的不友善對待，讓她一度感到退縮和沮喪，之後對想要尋求合作的對象——包括媒體，總是心存戒心，即使我是吳宙妌介紹的也一樣，難怪光是事前的聯絡就花了一段時間。聽完祕書長的說明，我才了解她如此謹慎的原因。

「我不是壞人。」我笑著回應祕書長，「真的。」

萬分之一的淚水

在光點協會發行的《光點兒童畫冊》裡，本名蘇歆喬的喬妹，她的資料那行寫著「八歲，髓母細胞瘤」，祕書長用最直白的方式解釋，「那是腦瘤的一種，很凶險。」

過去幾個月，我見過數十位不同的癌症末期或重症病患，清一色都是成人，年紀最小的不到四十歲，最大的九十四歲，但就是沒有見過二十歲上下的年輕人或兒童。蔡兆勳說，其實每天都會有年輕癌症病患住院，但因為不一定適合接受採訪，所以我見不到是正常的。「但這陣子的確年輕病患比較少。」另一位臺大醫院家醫部的年輕醫生告訴我。

雖然我沒見到正在安寧病房治療的兒童，但其實臺灣的兒童安寧緩和醫療長期以來是由兒童相關醫護人員進行照顧，臺北榮總是臺灣第一個成立兒童安寧照護小組的醫院，那是二〇〇五年，安寧緩和醫療條例通過後的第五年。直到七年後，臺大兒童醫院才在兒童胸腔加護科主任呂立的號召之下，成立了兒童安寧緩和醫療整合照護小組團隊。呂立特別強調，兒童安寧不是只有針對癌症與罕見疾病的病童，其實還包含了早產、周產期問題的胎兒與新生兒以及重症病童，也就是WHO對安寧的最新定義：「罹患生命受到威脅的疾病，安寧就應該介入。」因此，臺大醫院的兒童安寧小組所要處理的問題，比一般人想像的還要更為繁重。

臺灣每年約有五百多名兒童罹患癌症，但接受安寧緩和療護的比例卻相當低，原因除了兒童重症與癌症末期的病例比成人少上許多，掌握治療規劃的家長是最重要的關鍵。「有哪個家長會接受自己的小孩接受安寧呢？」即使在安寧病房擔任芳香療法志工十多年的吳宙姅，也鮮少見到兒童病患進入安寧病房。「幾乎都是戰到最後一刻，」吳宙姅補充，「救到底。」

在兒童加護病房服務二十多年的呂立是加護醫學專家，這種場景對他來說已經司空見慣。看盡許多在加護病房裡掙扎死去的末期兒童之後，呂立漸漸質疑這些痛苦而無效的治療到底有什麼意義。前往美國著名的波士頓兒童醫院進修那兩年，他更堅信這種救到底卻對病童毫無益處的文化是錯誤的。回到臺灣後，呂立結合許多兒童醫療與輔助治療專業人員，在二〇一二年成立臺大兒童醫院底下的非正式單位「兒童安寧緩和醫療整合照護小組」，在二〇一八年也正式成為臺大兒童醫院底下「兒童友善醫療專案計畫」的重要一環。

不過，因為重症兒童進入安寧的個案實在太少，因此到目前為止，專門針對兒童而成立的安寧團隊，最新的也只有二〇一七年成立的成大醫院兒童安寧小組。

一般人的觀念總認為，兒童怎麼會得癌症這種「成人病」，更不用說沒有治癒的希望，因而進入末期接受安寧緩和醫療。除去罕見疾病，如果以兒童癌症的發生率來看，可以大致理解兒童接受安寧醫療比例偏低的原因。

根據「中華民國兒童癌症基金會」的資料，臺灣地區年齡小於十五歲的兒童中，每年約有五五〇位癌症病患，也是兒童死亡原因的第二位，僅次於意外死亡，比例上大約是每十萬名兒童當中會有八到十位罹患癌症。如果以人數一千人的國中小學來計算，等於一百所學校最多會有十位病患。兒童癌症比例遠低於成人，進入末期安寧醫療的比例自然也更低。

喬妹就是這萬分之一的兒童。從五歲發病到現在，和癌症對抗將近六年，流了無盡的淚水。

我長大就會好了

喬妹在光點的小冊子上有二幅畫作，分別是二〇一五年八月和二〇一六年八月的作品。第一幅標題叫做「小時候的我」，她描述畫作，「我想念小時候安穩地睡在媽媽懷中的日子，媽媽帶我到公園去散步，沒有腦惡性腫瘤，不用打針、不用開刀、不用做放療及化療，只有溫暖的天氣，漂亮的小花以及彎彎的彩虹陪著我。」

隔年的第二幅作品叫做「我的願望」，和去年的感想對照，底下的描述不難看出一年後喬妹低落的心情：「在漆黑的夜晚，我望著天空中的月亮及星星，在心裡祈禱～～雖然腦瘤的疾病復發，但是請賜給我力量讓我勇敢地做完放療和化療。希望這次的療程結束後身體能夠康復，全家快快樂樂地生活在一起，不要讓家人再為我擔心受累！」這是她第二次復發半年以後的作品。

我不知道是否有老師幫她修飾過這些文字，當年只有七、八歲的喬妹，一心認為只要把放療跟化療做完就可以康復，然後全家人快快樂樂地生活。喬妹的母親曾世媛告訴我，有次聽到還小的喬妹和妹妹Mina說，「我知道我的病小時候不會好了，長大才會好。」童言童語，身為父母的曾世媛和蘇錫佳聽在心裡，也只能默默將情緒壓著，若無其事地和喬妹一起對抗癌症，期盼有著康復的一天，全家可以真的就此脫離夢魘，快快樂樂生活。

惡夢種子

二〇一二年的最後一天，是喬妹五歲生日後二個星期。過去二個月來喬妹有越來越嚴重的嘔吐、嗜睡和頭痛。曾世媛原以為她是第一次上幼稚園討厭上學，因此才出現這些舉動，甚至幼稚園老師還因此叫喬妹罰坐，因為她會把食物吐出來。

後來曾世媛帶她去看醫生，第一次診斷是腸胃型感冒，但隨著狀況沒有明顯改善反而越來越嚴重，曾世媛越想越不對，怎麼感冒吃了二個月的藥都沒好轉？上網Google喬妹的相關症狀後，曾世媛心裡開始有不祥的預感。

輾轉掛了臺大的門診，醫生建議曾世媛去看神經外科，在熱心護理師的協助下，喬妹住院進行進一步檢查。結果一位實習醫師發現喬妹的瞳孔反應「不是很好」，安排斷層掃瞄的結果，發現喬妹的小腦有顆約五公分大的腫瘤。

當晚十點多，喬妹被推入手術室進行減壓手術，原本還打算和好友跨年的曾世媛，最後卻在候診室和先生蘇錫佳失魂落魄地看著電視上的一〇一倒數煙火，度過跨年夜。三天後，喬妹進行開顱手術切除腫瘤，切片送病理檢查化驗。

五天之後，喬妹的病理組織檢查報告單出來，臨床診斷這一欄是這樣寫的：

Brain tumor, medulloblastoma (PNET) is possible

意思是「腦部腫瘤，可能是髓母細胞瘤（PNET是神經外胚層母細胞瘤Primitive neuroectodermal tumors的縮寫）」，後方一個印著藍色的方章，寫著大寫的英文「MALIGNANCY」——「惡性」。

下方的大欄目是病理組織診斷，以英文描述經過開顱手術（craniotomy）後所取出的腦瘤組織位置、結構、大小等詳細資料，以及腫瘤的分類。蘇錫佳跟我說，喬妹小腦上的腫瘤有五公分大，手術取出後則是兩塊不同大小的組織。這塊腫瘤就像是惡夢的種子般，不但會擴散，也讓喬妹的生命與生活從此不一樣，像是一場延續五年的惡夢。

經過手術所取出的髓母細胞瘤組織，在分類上屬於「原發性腦瘤」，意思是指不是從身體其他部位的腫瘤轉移過去，而是由腦細胞本身病變而產生的腫瘤。診斷報告上所備註的ＰＮＥＴ是指原始性神經外胚瘤，是一種由原始神經細胞組成的惡性腫瘤，通常是長在兒童或年輕人身上，大約有九成以上的這類腫瘤會生長在小腦，其餘的腫瘤則可能存在於中樞神經系統的任何部位。

人體的細胞會在成熟的過程中分化，發育成為腦、皮膚、內臟等不同組織和器官，而PNET就是由一群應該要分化，卻因為不明原因沒有分化的原始細胞所組成，因此被稱為原始神經外胚層腫瘤。依照醫學分類上的慣例，長在小腦的原始性神經外胚腫瘤被稱為髓母細胞瘤，在世界衛生組織WHO的分級是屬於第四級「高度惡性」，容易局部侵犯和轉移。喬妹小腦內的腫瘤確診就是最危險的第四級，因此，祕書長一開始就直截了當地跟我說，「很凶險」。

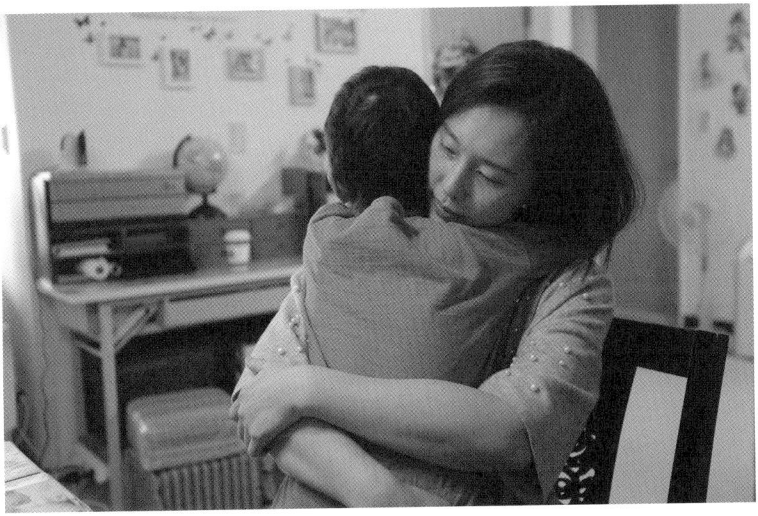

曾世媛安慰哭泣的女兒喬妹。已經快要十一歲的喬妹，對於自己的病情已經開始有了概念。只要聽到大家在討論病情，她就會大哭。我不忍心拍下她哭泣的一幕，只拍了她的背影。

和一般人認知不同的是，只要屬於惡性腦腫瘤就沒有「分期」，比如肝癌第四期。因為腦部的任何一個部分對身體都是必要的，所以只要是腦腫瘤，不管良性或惡性都必須切除，但因為有可能無法以手術完全切除，因此兩者都會對身體功能和生命造成威脅。所以目前腦瘤沒有一套世界公認的分期系統，而是根據腫瘤的惡性度做出分類，共分一到四級，級數越大惡性程度越高，惡性度四的腦瘤具有高分裂能力和壞死傾向，難以完全切除，容易蔓延到其他組織，復發機率高。

這類的腫瘤通常都是高度惡性腫瘤，不過好消息是，髓母細胞瘤對於治療反應比較好，如果手術完全切除，並經過放射以及化學治療，五年以上的存活率通常可以達到七成以上。「但只要一復發，」蘇錫佳說，「就是一連串的惡夢。」

從二〇一二年十二月三十一日當天被診斷出腦瘤，緊急開刀降腦壓、三天後進行開顱手術切除，到二〇一八年為止，喬妹已歷經三次復發。一旦復發，等於所有的治療又回到原點。雖然不至於進入死胡同，但一再重複打針、化學治療、放射治療、抽血、噁心嘔吐和掉髮的過程，即便像喬妹這樣

「逆來順受」的小女孩也受不了。

六年來，蘇錫佳的細膩心思，和活潑外向的曾世媛成為最佳的醫療照顧者，蘇錫佳負責後勤和治療相關資訊的取得與蒐集，以及其他兩位孩子的生活照顧，曾世媛則是專責喬妹的所有治療行程和學習，除了看檢查報告：「我怕我又會昏倒在醫院。」曾世媛笑著回憶，顯得有些不好意思。鎮日提心吊膽的情緒，讓蘇錫佳和曾世媛夫妻兩人武裝起自己，協力對抗疾病。但再堅強的武裝，也會有潰敗的時候

「我有可能失去歆喬嗎？」喬妹第二次復發時，在聯合門診聽醫生說明喬妹病情的當下，曾世媛承受不住打擊，當場昏倒在臺北榮總的診療室。

五年零存活率

所有的病患和家屬在面臨癌症威脅的反應時，第一時間所問的問題通常是：「病人還可以活多久？」蘇錫佳和曾世媛也不例外。

只要不復發，通常髓母細胞瘤的五年存活率可以超過七成，甚至超過十年都沒有什麼狀況。「剛發病的時候，臺大醫院的醫師認為在不復發的前提

下，喬妹的五年存活率大概可以有八、九成，幾乎是『百分之百』。」蘇錫佳說。

五年存活率是醫學界最常用來評估治療成功率的指標，因為癌症患者完成治療後都需要定期回醫院追蹤，五年是最常用的評估期。通常癌症病患在完成相關的治療後如果五年內沒有復發，死亡的機率就非常低。所以「五年存活率七成」的意思就是，五年後病人還活著的機會是七十%。聽起來是好消息，但壞消息是一旦復發，根據臨床上的數據，五年存活率就會降到讓人無法接受的地步。

在病房治療的漫長時間裡，為了打發時間，擺脫看似沒有盡頭的療程和令人害怕的各種針劑，他們認識許多病友——也「送走」許多病友，對於這個疾病和後續相關的狀況，蘇錫佳夫妻兩人都一一看在眼裡。加上像他們這樣的年輕夫妻，對於資訊運用的嫻熟，讓他們對於髓母細胞瘤的特性、症狀、預後、治療方式以及個案，可以說是如數家珍，幾乎成了業餘專家。

即使對於疾病已經有了一定程度的了解，同時也平安度過二年的治療期，但二〇一五年四月的第一次復發，還是將他們打入谷底，最害怕的事情

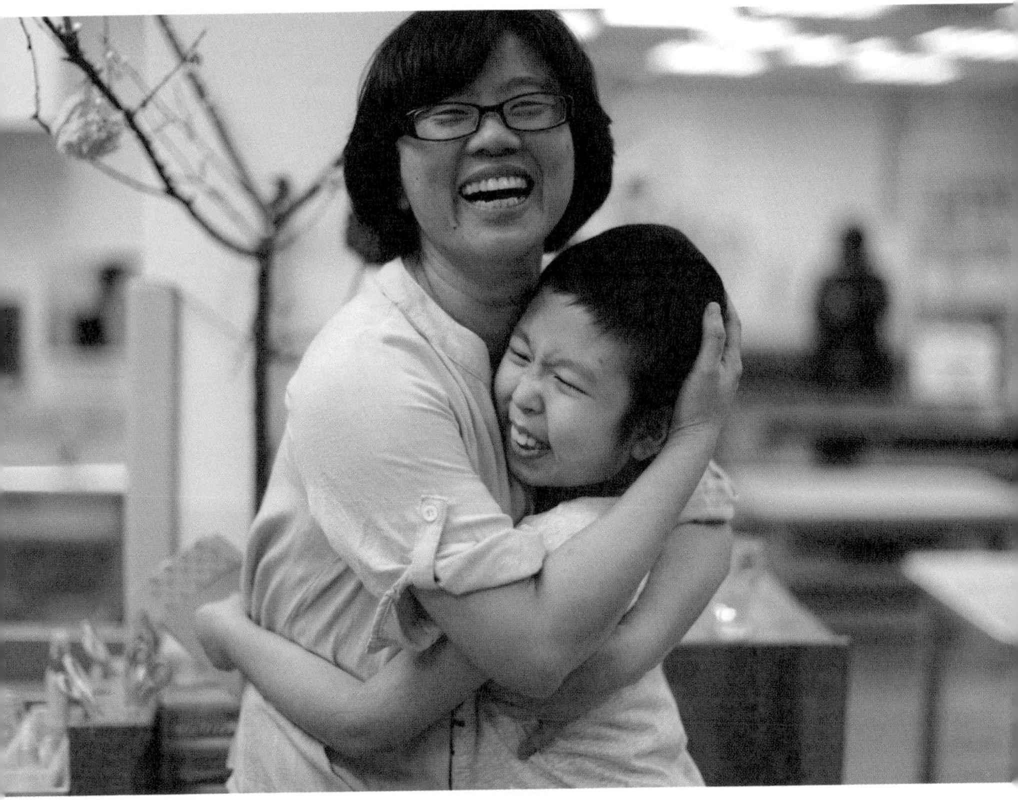

和五年前的幼稚園班導師開心擁抱的喬妹。這天曾世媛帶著喬妹回去想了很久的幼稚園探望老師。五年前喬妹上幼稚園沒幾天便開始出現頭痛和嘔吐的狀況，老師以為喬妹挑食所以把食物吐出來，還提醒曾世媛，喬妹挑食和不想上課的狀況。在知道喬妹是因為腦瘤才發生這些狀況後，老師親自到臺大醫院向喬妹道歉。

終於發生了。腫瘤不但復發，而且還轉移到脊椎，讓喬妹不得不動手術處理。

復發後，蘇錫佳和曾世媛焦急萬分，在網路上看到臺灣兒童神經外科權威黃隸棟的資料，蘇錫佳趕緊過去找他。「他（黃隸棟）找了這幾十年的資料給我看，他說只要一復發，五年的存活率是零，」蘇錫佳一向冷靜和緩的語調此時有些哽住，「他就跟我講是零，那時候我一聽整個人都……我怎麼走出來我都忘記了。」

蘇錫佳感到無比失望和失落，但他仍舊沒有放棄。他和在醫院認識的一位病童父親，一起到處找資料、找資源，當中還遇見二位同樣是髓母細胞瘤的病患，不但復發而且還存活超過五年，讓蘇錫佳感到無比振奮。

統計數據歸統計數據，喬妹證明了統計上的例外，但是六年來，三次大手術、四十六次螺旋刀、十八次化療，這三次惡夢般的復發，以及永無止盡，一年有超過四分之三時間都在醫院的治療過程，仍然讓喬妹的身體付出代價。

淡定的小大人

四月一個陽光和煦的下午，祕書長帶領我和攝影師程兆芸，「正式」和喬妹見面。

「來來來，所有人都來消毒。」祕書長一邊手拿著酒精消毒液，一邊以她的溫柔嗓音提醒我和程兆芸進行消毒。

「沒關係啦，現在比較不怕感染，所以不用一定要消毒啦。」蘇錫佳在一旁笑著歡迎我們。

對於癌症病人而言，預防「感染」是無時無刻都要面對，且有可能會威脅生命的例行公事。

根據統計，有大約四到六成的癌症病人因為感染而死亡，所以如果忘記進行最基本的手部消毒，醫院裡的每一位工作人員還是會用他們的動作加以提醒。這也就是為什麼大型醫院內到處都可以看到按壓式乾式洗手液，特別是病床前一定會有一罐的原因。

除此之外，注意飲食和環境衛生、隨時戴口罩和洗手做好防護，都是癌症病患的基本功課。三月初，安得烈便因為感染又再度住院，而同樣頻繁進出醫院的王少華，則是自備一部迷你型臭氧消毒機放在她的病房裡，除了可以避免無謂的感染，也讓我們這些時常探望她的朋友雨露均霑。

「妳好呀！我是Kelvin。」我彎下腰，揮著手跟喬妹打招呼。

「你好。」喬妹怯生生地躲在曾世媛身後，小聲地回應我。

喬妹六歲的妹妹Mina，和今年上國一的哥哥都在學校上課所以不在家。不用上學的喬妹，穿著心愛的粉紅色上衣和灰色運動褲，短短

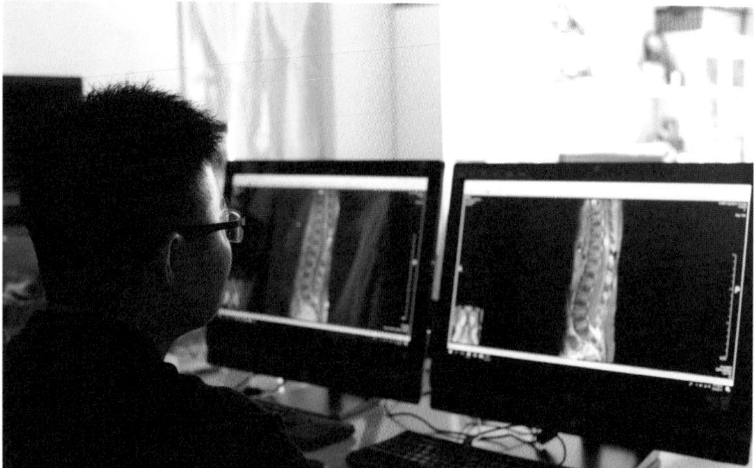

——蘇錫佳和我們討論喬妹的掃描影片。面對越來越大的小腦和轉移的脊髓腫瘤，即使已經面對過三次復發，蘇錫佳仍然憂心忡忡，尤其是這幾天喬妹因為腰椎的腫瘤壓迫而不自主地跌倒，讓全家人緊張不已。

的頭髮是上回化療脫髮後重新長出來的。大大的眼睛和稍微有些瘦小的身軀，如果沒有人提醒，不會有人知道她已經和腦瘤搏鬥將近六年，經歷大大小小各種治療，以及三次讓親友心碎的復發。

此外，喬妹身體右半側也在開完刀後無法站立和抓握，在半年的復健後才恢復行走功能，但右手卻無法進行精細的動作控制，比如寫字，因此曾世媛為她申請在家學習，老師會到家裡為她上課。

這個小女孩是我見過最「與世無爭」的十歲的孩子。

據曾世媛說，她從小就很安靜，不吵不鬧，話也不多，沒有事情可以嚇到她，和情緒起伏就像雲霄飛車的妹妹Mina完全相反。如果你刻意嚇她，喬妹會一臉冷靜且嚴肅地說，「你嚇到我了。」就連她第一次動完腦部手術在加護病房裡觀察時，不哭不鬧的個性，也讓閱歷豐富的護理人員嘖嘖稱奇。

「媽媽什麼時候會來？」是喬妹醒來後最常問護理人員的一句話，那時她只有五歲。當身上插滿管子、剃光頭髮、包著紗布的喬妹，透過視訊和遠在嘉義的爺爺通話時，一句「阿公我想回家。」讓爺爺不禁流下淚來。

和喬妹熟了以後，我很喜歡逗她發笑。她的「笑點」很低，可能是因為朋友不多，話題也少，因此任何她覺得有趣的事情都可以「咯咯咯」笑個不停，笑到旁人都被「感染」而笑了出來。她笑起來瞇成一線的眼睛和「咯咯咯」的笑聲，會讓人覺得逗她發笑是一件很有成就感的事情。

「有時候，我都覺得她是個小大人。」曾世媛說，唯一會讓喬妹出現強烈情緒，比如會鬧脾氣把自己關在房間不肯回醫院複診，或是在醫院嚎啕大哭的場合，就只有人工血管上針的時刻。一直到現在，這仍是喬妹最害怕的關卡。每回只要「on」針（指人工血管上針的過

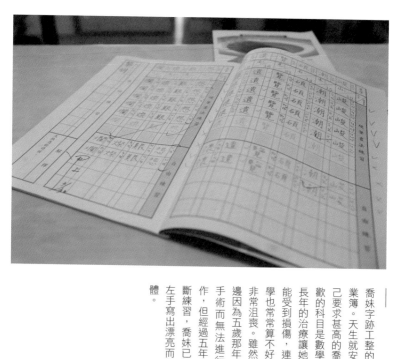

——喬妹字跡工整的國語文作業簿。天生就安靜且對自己要求甚高的喬妹，最喜歡的科目是數學，但因為長年的治療讓她的認知功能受到損傷，連帶地，數學也常常算不好，讓喬妹非常沮喪。雖然身體右半邊因為五歲那年動了小腦手術而無法進行精細動作，但經過五年多來的不斷練習，喬妹已經可以用左手寫出漂亮而工整的字體。

程），儘管常常需要四位護理人員壓住，喬妹仍會一邊哭一邊要曾世媛走開，「不要看！」

回想這幾年四處奔忙帶著喬妹治療的時光，老大和老三一天天長大，但喬妹卻似乎被凍結在五歲，身高和體重都沒有很大的成長，曾世媛和蘇錫佳兩人沒有太大的情緒，反而大多數時候是爽朗地笑著，即使偶爾閃過一絲的遲疑，也會被兩人用其他話題迅速帶過。

初次見面

喬妹讀幼稚園中班五個月後，就因為腦瘤而開始漫長的治療之路，即使現在已經國小四年級了，但完整的學校經歷就幾乎只有那五個月，沒有什麼朋友，也漸漸習慣了一個人玩。

她有一種迷人的專注力，像是她在玩手機遊戲、拼豆或是樂高等玩具，以及做手工時——比方用膠帶修理她的玩具盒，低頭縮起下巴的神態，會讓人不自覺地和她一起陷入她的世界。

「大家坐呀不用客氣，」曾世媛手上拿著一個罐子招呼我們坐下，罐子上印著喬妹頭像的手繪圖案，底下是「喬妹杏仁球」五個字，「你們喜歡杏仁嗎？這是我們最新的產品喔！」

一踏進室內，明亮的氛圍和有條不紊的陳設，以及牆上貼著許多溫馨的生活照片，我可以深深體會曾世媛所說的，她和先生盡力讓喬妹過正常的家庭生活，而不是從一個充滿藥水味的醫院病房，回到另一個充滿藥水味的居家病房。夫妻倆的努力，從這裡可以看得很清楚。

一家五口在喬妹生病沒多久，因為醫師建議喬妹可以騎腳踏車復健，於是舉家火速從新莊遷來氣候和環境相對宜人的林口，讓她有足夠的空間可以在家附近騎腳踏車。

我們坐在客廳一旁的餐桌，一起喝著咖啡，看著喬妹一家多年來拍攝的生活照片，沒多久喬爸出門接即將下課的妹妹Mina回家。安靜不多話的喬妹，自己一個人在客廳的沙發區，專注地看著對她而言有些陌生的相片，他們已經很久沒有看這些照片了。

大家聊得正開心時，客廳大門應聲打開，「嗨，妳回來啦！」喬媽對著門口說，蘇錫佳帶著留著長髮和齊眉瀏海的Mina回家了。Mina一出現便展現她過人的精力和存在感，不發一語地用誇張的步伐衝進廁所。

「尿急。」蘇錫佳笑著說。

蘇錫佳再度加入我們的話題，原本有些怯生生的喬妹，就像大部分的兒童見到陌生人的反應一樣，從一開始的生疏到把你當朋友，不過短短的幾分鐘。但她的話並不多，通常都是短短的應答，很少出現長句，大部分的時間都是一個人在客廳靜靜地玩手機或其他玩具，偶爾來到曾世媛面前撒嬌要優酪乳喝。

但Mina可就不一樣了，她就像是剛充飽電的玩偶，一下子衝到媽媽面前，嘴裡又不知道在唱著什麼歌，不斷地發出聲響。我們繼續剛才的話題，翻找著對我們和蘇家而言同樣陌生的照片，玩起指認「誰是喬妹」的遊戲。我們感到陌生是沒有參與，而蘇家人的陌生是來自時間。

「其實這些照片我們在歆喬生病之後也很久沒看了，」蘇錫佳翻著相簿，陷入回憶，「很多照片，像在加護病房的，我們都不敢看，看了就想到當時生病的狀況，我們有段時間根本不敢看。」

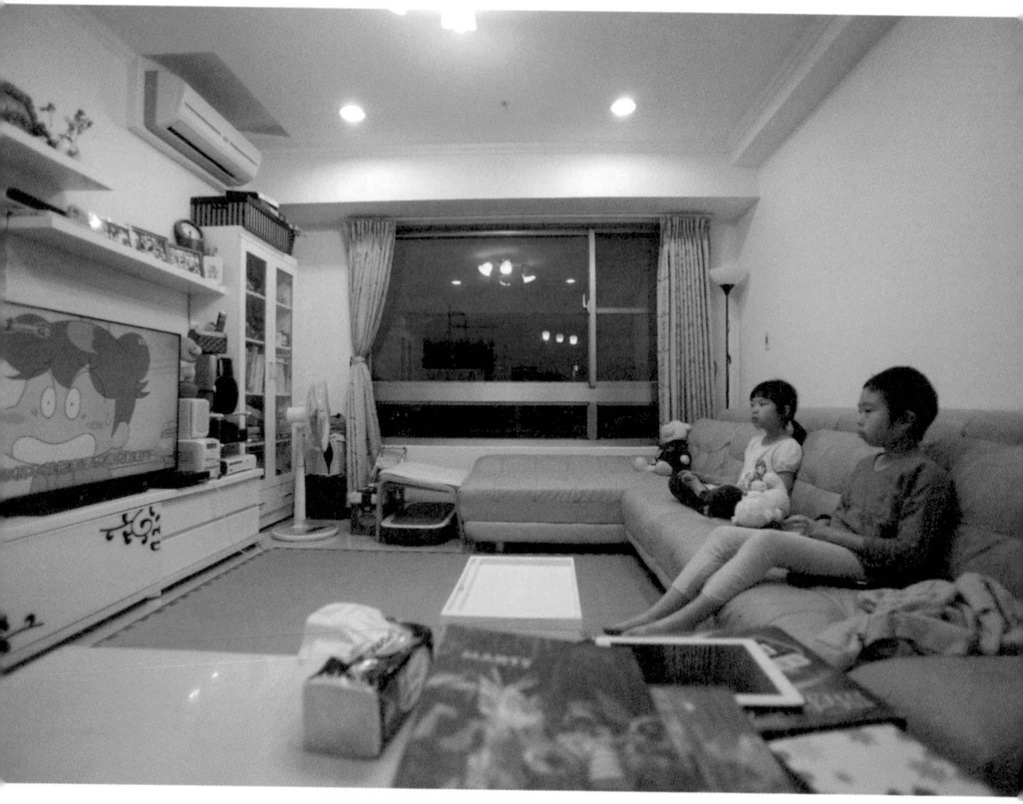

天生好動的Mina和安靜而老成的喬妹，兩個人難得安靜地坐在一起看最喜歡的卡通。

淚水相簿

喜歡攝影的蘇錫佳，從老大出生時到喬妹生病之前，就喜歡用相機或DV拍攝生活照片和影片，一開始只是單純記錄生活，卻無意中留下喬妹生病前那段無憂無慮的時光。

「從她生病之後我就再也沒有洗過照片了，」蘇錫佳笑著說，「她小時候很胖，」這位身材高大卻有著溫柔語調的父親展示著照片，帶著有點苦澀的笑意，「但是她頭髮非常多，是我們小孩裡頭髮最多的，」曾世媛順著搭話，「這是生病前的照片，她小時候很好玩，很可愛；然後又很重，笨笨的，動作又很慢，她原本很胖，但生病之後就變瘦了。」曾世媛笑著翻看這些照片。我們想像著曾世媛之前說的，那段「一切都很美好幸福」的完美人生，隨著這些照片一起回到二〇一二年喬妹沒有生病、不用打針的那段時光。

「乒！真是大驚喜！突然來個大驚喜給我！呵呵呵，」笑起來和喬妹一樣爽朗的曾世媛，拉高音量說著這個充滿戲劇張力的轉折。

「媽媽，」喬妹此時低聲呼喚著朝曾世媛走來，她的聲音有些模糊。

「什麼事？」曾世媛溫柔地回應喬妹，摸摸她的頭然後抱起她。

喬妹突然放聲大哭，「不要！」

突如其來的舉動，讓我和程兆芸尷尬地愣在原地不知道該如何反應，喬妹越哭越傷心，蘇錫佳看到我們的窘境，「她會難過，每次聊到這個。」他解釋。我想起我們正在工作，程兆芸和我互相使了個眼色，於是各自拿起自己的攝影機和相機開始攝影和拍照。不過，我不忍心拍下喬妹哭泣的樣子，只拍下她的背影。

「好啦，不說了，」曾世媛輕柔地拍著喬妹的背。

「妳去跟Mina來一場「拉密」（一種桌上遊戲）好不好？」

「我要玩！」一旁的Mina大聲回應，但喬妹彷彿要將五年多來的情緒一次爆發，「媽媽，」抱著曾世媛大聲哭喊著。

「好了啦……」曾世媛完全沒有一點不耐，繼續溫柔地安慰喬妹。

「好了，沒事了，」曾世媛輕柔地拍著喬妹，就像小時候抱著她一樣，「都過去啦，是不是？」但她和蘇錫佳臉上都抹上了一層陰影。

「妳很勇敢呀，不是嗎？」曾世媛打起精神，「沒事了，都過去啦，對不對？」

「耶耶耶！」妹妹Mina無視這一切，手上拿著一個紙板衝了過來。

我們還沒從喬妹的情緒中回神，眼見Mina這個舉動一時無法反應過來。

「妹妹以為我們要拍電影，她自己做了一個牌，」蘇錫佳見我們還是沒搞懂，「Action的牌。」

除了Mina和喬妹，所有人都忍不住狂笑。

「這個哪是因為這樣做的，這不是因為這個做的！」Mina大聲抗議，「好啦，這個是之前做的。」蘇錫佳幫她找臺階下。

此時喬妹停止哭泣，轉頭看著Mina，細細地喊了聲「Action」。

「Action!」我們趕緊跟著喊。

小旋風Mina

曾世媛說，喬妹情緒來得快去得也快，這或許是一種壓力的防衛機制，讓她能夠熬過對抗病魔的漫漫長路，否則很難想像一個身心發展還沒有成熟的兒童，如何面對這看似永無止境的抗癌惡夢。

Mina同樣情緒來去都像一陣風，但不一樣的是，她的情緒是發洩在家裡其他人身上：她和姊姊喬妹一天大概有一半的時間都在吵架。接下來相處的日子，我也親眼見證了這對姊妹之間的複雜情緒。比方半小時後，Mina發現相簿裡沒有她的照片而哭著抗議，喬妹不理她，自個兒把另外一本有Mina相片的相簿拿回房間自己看，完全不理外頭嚎啕大哭的Mina已經把大夥兒鬧得人仰馬翻，一起翻箱倒櫃找照片。

蘇家永遠不怕單調的生活，因為有這個像永不斷電的電池又像炸彈的Mina。不過，與其說她是會不定時爆發情緒的炸彈，我倒認為Mina是以她自己的方式，作為一家人面對死亡陰影的緩衝。

疾病可以摧毀一個病人和他的家庭，同樣地，疾病也可以使一個小病人和家人提早面對死亡議題，對於生命有更圓融的成熟態度。蘇家就是屬於後者。但曾世媛和蘇錫佳面對這每日都要上演的姊妹大戰，只能搖著頭苦笑，「有時候真的會受不了。」

曾世媛說，其實Mina不是天生就這樣情緒劇烈起伏。喬妹生病時，「原本很乖的」Mina才一歲多，喬妹開刀住院那二個月，因為夫妻倆實在照顧不過來，只好先把Mina交給嘉義的娘家照顧，但沒想到喬妹出院、Mina也接回家之後，「Mina整個性格大變。」曾世媛說。

Mina開始出現分離焦慮（依附關係創傷的表現），只要一刻沒見到媽媽，便會開始嚎啕大哭。雖然隨著Mina一天天長大，情況有所好轉，但她還是常常會因為小事跟喬妹吵架，或者用大哭來吸引大家的注意力，就像剛剛上演的這齣「Mina在哪本相簿」大混戰。

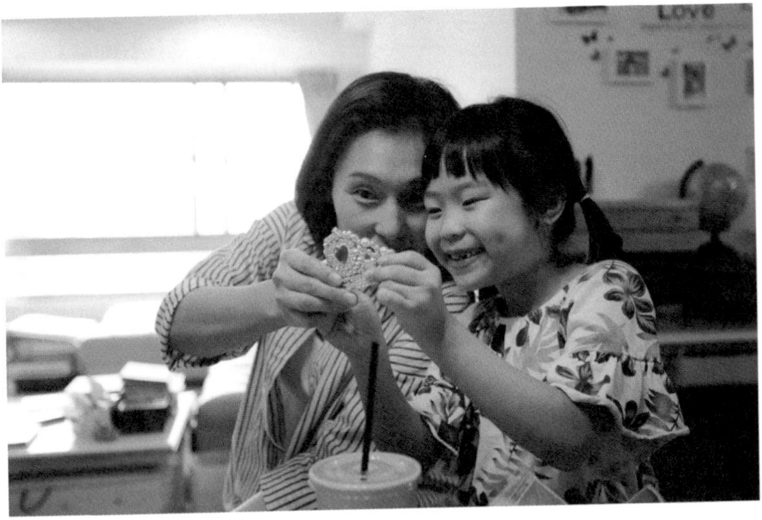

Mina和曾世媛一起看著Mina的玩具。儘管全家人把心力幾乎都放在生病的喬妹身上，但曾世媛和蘇錫佳兩人，仍努力地把愛傳達給另外兩個子女，盡量不要讓哥哥和妹妹有不公平的感覺——儘管這非常困難。

Mina的「童年逆境」

兒童的「依附關係創傷」，新近研究又稱為「不安全依附」，講白話就是「失去安全感」，對學齡前兒童來說並不算罕見。發展心理學的研究表明，人類從出生到三歲前，是建立安全型親子依附關係的關鍵期，一旦錯過這段時間，要重新修復依附感就得需要穩定、敏感且親密的親子互動來達成。

Mina的困境是剛好在二歲前碰上喬妹生病，加上突然和父母分離且長達二個月，有可能因此失去安全感，產生之後負面、分離焦慮的恐懼，比如用大哭或生氣來宣洩她的情緒。

依附是人類的生存本能，當幼童沒有依附對象時，就會拚盡全力、用盡各種方法獲得依附對象的照顧。從這一點來看，Mina的行為就一點也不奇怪了。

五年前與依附對象突然短暫分離，以及五年來姊姊長期生病的壓力，讓Mina必須用盡所有力氣爭取父母的照顧，並且需要一段時間來重新建立安全依附感——即使夫妻倆已經很努力地給其他兩個小孩關愛和照顧。

根據我一位擔任諮商心理師多年的好友胡美齡的說法，Mina的狀況有些複雜。她認為，以學齡前兒童的生存需求而言，他們需要父母大量的照顧跟注意。一般來說，如果家裡有三個正常的孩子，他們都得奮力尋求父母的注意力了，更何況是姊姊罹患癌症的特殊情況。即使Mina不了解什麼是癌症，也不知道嚴重性，但她很清楚怎麼努力都拚不過姊姊，所有人的注意力都在姊姊身上。所以除了依附需要，Mina的情況還牽涉到手足間的競爭。

胡美齡認為，喬妹每次進出醫院，除了讓Mina產生被丟棄、不被關注的感覺之外，不管父母如何耐心安撫，還是有可能讓Mina產生情緒，還有對死亡疾病的恐懼。雖然她會跟姊姊打打鬧鬧，「但一定還是會害怕和在意的。」胡美齡解釋，姊姊通常是妹妹最喜歡的人，當很小的孩子不知道怎麼抒發焦慮跟害怕，或非常在意姊姊這次能不能回家的時候，通常會用憤怒或一些歪七扭八的行為來表達，因為他們根本不知道該怎麼辦。「有時候太在意了，反而會生氣，」胡美齡說。

「小小孩通常都不會處理情緒，所以他們的生氣搗亂都是有原因的，沒有小孩會沒事胡亂生氣。」胡美齡補充。

蘇錫佳和曾世媛是我見過情緒最穩定、最溫柔的年輕父母之一，但他們有時候仍不免被Mina的行為搞到瀕臨崩潰邊緣。「已經很煩了，妳可以不要吵了嗎？」當蘇錫佳受不了，就會這樣對著Mina說，但語氣依舊平和，頂多高了一度音。然而，當喬妹在我們面前大哭時，突然拿出打板讓大夥兒注意力立刻轉移的Mina，這個孩子其實也有她守護姊姊的溫柔。有次姊妹倆和其他小朋友一塊玩耍，小玩伴嘲笑喬妹化療後的光頭，Mina立刻挺

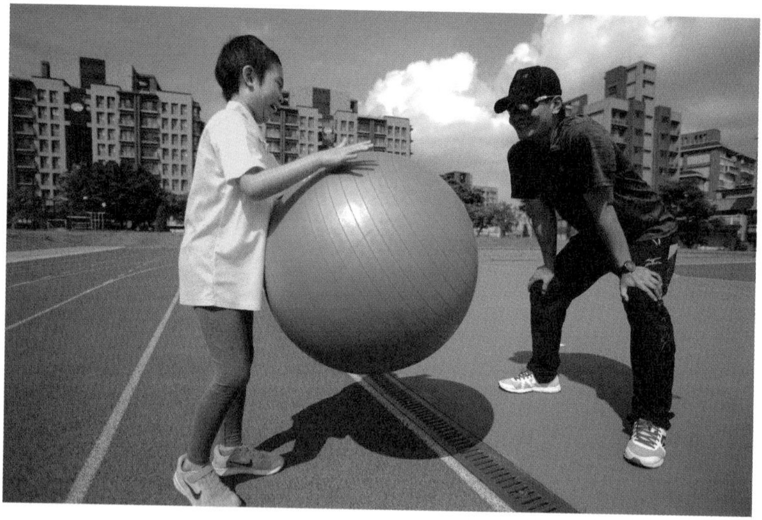

—喬妹到學校上一個人的體育課。雖然喬妹因為身體的狀況只能申請在家學習，但只要時間允許，曾世媛都盡量讓喬妹到學校上課，讓她盡可能擁有學校的團體生活。

身而出，「你們不可以笑！她生病！」

蘇家這對年輕的夫妻，用無限的愛陪著女兒喬妹與疾病奮戰，對於另外兩個孩子也盡可能給予一樣的關愛，但他們也很清楚實際上是不可能的。他們總希望能夠多陪陪他們，盡可能維持日常的作息，盡可能全家假日一起出遊，讓三個孩子在充滿愛的環境中長大。

相較於老大的「遲鈍」，「有時候我很認真地跟他講，妹妹生的是什麼病，但隔天他看起來卻是一副完全不記得我跟他說過什麼話的樣子，」曾世媛笑著說，「完全不

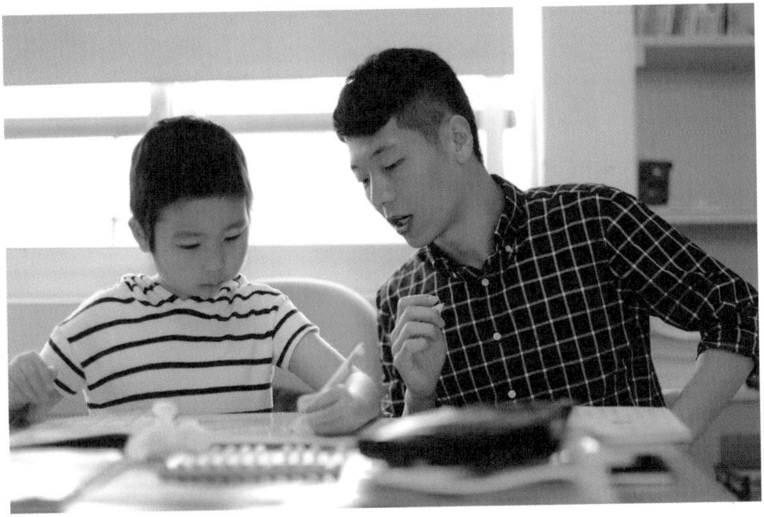

正在和喬妹進行一對一教學的班導師徐偉哲。對喬妹來說，每分每秒的學習都彌足珍貴，因此林口南勢國小的老師們也都盡力把握每次的教學時間，盡量讓喬妹吸收課程。

一樣的感覺。」Mina就讓人「緊張」許多。

不過，同樣是個母親的胡美齡，以她多年在第一線心理諮商專業的理解，她覺得Mina其實是個很用力活著的小小孩。「Mina的情緒化就是她的生存之道，」胡美齡分析，如果Mina是個安安靜靜的乖巧小孩，因為父母忙於照顧生病的姊姊，大人就不會注意到她了。「但我想她也是家裡活潑生氣的來源，如果不是她，轉移了大家的低落情緒，轉移了注意力跟緊張，家裡可能會很哀傷低迷，所以她是個很努力的孩子哩。」

「你看她做了一個action的板子，Mina是個很有生命力的孩子吶。」

近年來，心理學界對於兒童心理創傷的研究也有了新的進展，比如過去所稱的依附創傷，現在有了新的名詞，稱為「童年逆境」。這和父母給予的照顧無關，即使像蘇家夫妻這樣細心照顧子女的家庭，在碰到喬妹生病這樣的困境時，在多方複雜因素之下，仍然形成Mina的「童年逆境」。

但Mina自身的生命力也在對抗這樣的困境，「我們說這種力量叫做抗逆復原力，就是遇到逆境時會用盡力氣去戰鬥，是一種人內在面對逆境時的力量，有些人這樣的能力很強。」我完全同意胡美齡的說法，如果少了Mina，雖然家裡會安靜許多，但那股充滿活力的力量似乎也消失了。

「我覺得這樣的力量是那對父母給予的，那對父母本身也很努力地在對抗逆境，給予孩子足夠的愛，當孩子有很可怕的行為時，仍然充滿包容跟愛孩子的力量。」胡美齡說。

現代醫學正在和蘇家夫妻一起合作努力治療喬妹的病，身為蘇家老么的Mina，也許有時候讓父母傷透腦筋，或是每天上演哭鬧的戲碼，像是蘇錫佳說的「被逼到抓狂邊緣」，但我想，這或許正是她另一種和大人們不一樣，守護蘇家和治療喬妹的方式。

反正死掉就一下下

在兒童安寧緩和醫療中，實務上有研究者發現病童的手足常被忽視，一方面他們要面對兄弟姊妹死亡以及父母的關愛，另一方面失去手足的哀傷可能造成另一個大問題，並影響其一生。從事兒童安寧工作二十年的呂立說，在兒童安寧中，手足的角色很重要，因為有很多創傷，可能常常會跟一輩子。

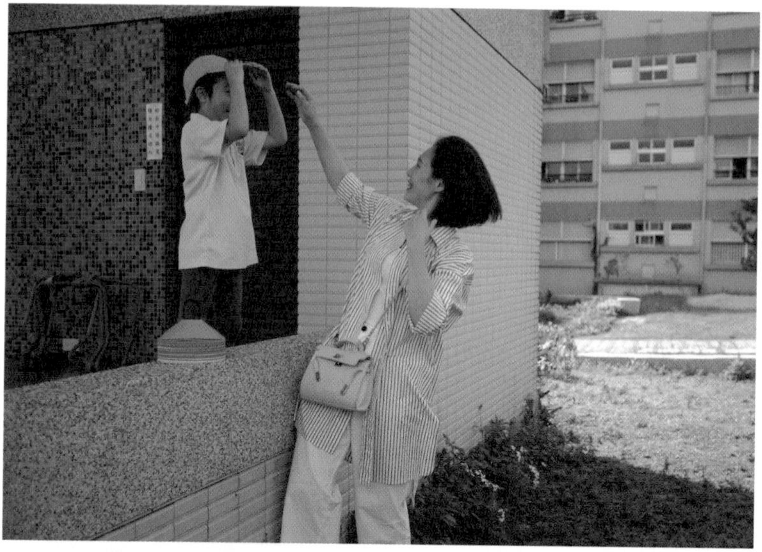

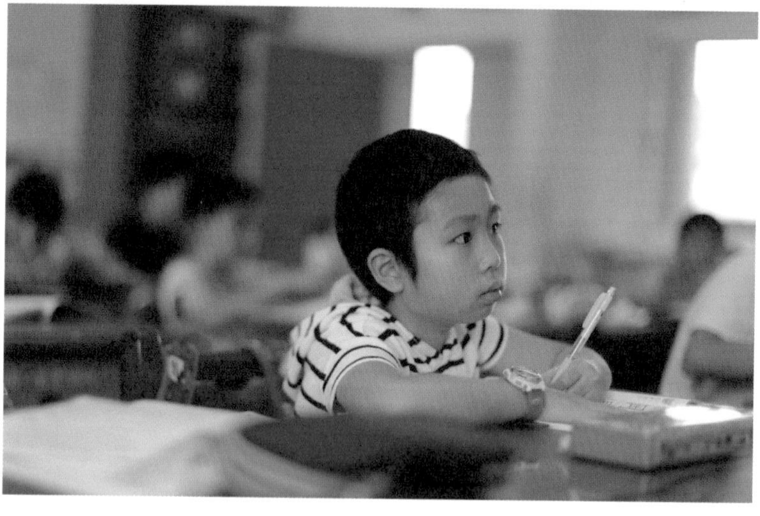

上 下課的時候，喬妹和媽媽玩了起來。短暫的上課時間，對曾世媛來說是難得的放鬆時間，可以暫時讓她獨自一個人放空，什麼都不用想。

下 專心聆聽老師講課的喬妹。儘管喬妹對課業非常要求，但可以看得出來，喬妹似乎有些跟不上同學的進度，這點也讓她感到十分懊惱。

就像胡美齡說的，Mina的狀況有些複雜，因為身為重症病童手足的心情通常是複雜的，一方面嫉妒病童總是可以得到父母最大的關心和照顧，另一方面也害怕自己得病並且可能死亡，這樣的複雜心情就常常會表現在像是「是不是我害她生病」的罪惡感、對自己、病童或爸媽生氣，以及像是哭鬧等等的退化行為上。這一切都是根源自對「死亡」的恐懼，大多數癌症或重症病患最終會步上的結局。

但兒童對於死亡的概念，其實和成年人是相當不同的，兒童的死亡概念會隨著年齡的增長而漸漸成熟，並不是天生就具備的概念。

關於幼兒的死亡概念發展，最早是由匈牙利學者Maria Nagy在一九四八年，研究布達佩斯當地的三七八位兒童後所提出的三階段論：三到五歲的兒童通常無法理解死亡是生命的結束，對他們來說死亡只是暫時的別離，或是睡著了；五到九歲的兒童則理解死亡是生命的終點，並且將死亡擬人化，死亡就是被死神帶走；九歲以後的兒童不但理解死亡是生命的終點，也了解死亡無法避免，擁有真實的死亡概念。

另一個有關兒童死亡認知發展的重要理論，則是瑞士知名的教育心理學家皮亞傑（Jean Paul Piaget）所提出的兒童認知發展分期。皮亞傑是一位多才多藝的科學家與思想家，他的研究生涯有許多是基於觀察兒童（包含他自己的三位子女）所提出的理論。他將兒童的認知發展分為四個階段，兒童的死亡概念也跟著這四個階段發展。

皮亞傑認為，小於二歲的幼兒處於「感覺運動期」，並未發展出物體恆存的概念（物體恆存是指當物體沒有辦法被感官察覺的時候，還會認知到物體仍然存在。比如在小於兩歲的幼兒面前把皮球遮起來，他會以為皮球消失了），對身邊的事物只有存在或者消失兩種區別，對於死亡會有分離或是失落、哭鬧的情緒反應。

二到七歲的孩子則是進入「前運思期」，這個階段的幼兒會開始知道死亡的存在，認為是一種暫時的分離或是可以轉換的狀態。比如認為死亡就是睡著了，而死去的人也可以復活，或是變成另一種存在，比方天使。

到了七到十一歲的階段的兒童處於「具體運思期」階段。這時候他們已經知道死亡是不可逆的狀態，也了解死亡就是生命的結束。

十二歲以後是形式運思期，這個階段的兒童，他們的死亡概念已經接近成人，了解死亡是不可避免的，自己有一天也會死去。

因此，從這些學者的研究來看，喬妹生病時只有五歲，Mina也還未滿二歲，還處在學齡前與嬰幼兒時期的她們，對於死亡的概念是相當模糊的。

曾世媛說，就拿掉頭髮這件事來說，當喬妹第一次因為化療掉髮變成光頭的時候，五歲的她還會在病房摸著她的光頭跟媽媽說，「妳看，我這樣好像阿公喔，我像阿公這樣好像也不錯耶！」但隨著年齡越來越大，原本就喜歡留長髮、愛漂亮的她越來越在乎沒有頭髮這件事，第二次復發掉頭髮時，喬妹就大哭了一場。曾世媛還因為這樣特地帶喬妹去買了一頂假髮，但她對於自己的病所將會面臨的後果始終似懂非懂，直到去年九月。

很多時候可以模糊帶過的事情，隨著孩子漸漸長大而越來越無法模糊以對。死亡概念也是一樣，在似懂非懂的情況下，讓父母親在面對癌症兒童的死亡威脅時，處在照顧與告知的兩難困境。

嬰幼兒無法分辨死亡和暫時離開的差別，學齡前期兒童則認為死亡就是躺著不動，比方玩扮家家酒時的「裝死遊戲」。雖然已經有模糊的死亡概念，但他們會以為死亡是暫時的，同時對死亡會產生好奇且提出問題。一旦面對親人或朋友的死亡，往後就會有分離焦慮產生。
原本可以用玩笑、遊戲帶過去的死亡議題，隨著喬妹的長大，越來越難以迴避，這個已經快被小四歲的妹妹趕過身高，瘦小而安靜的十一歲早熟小女孩，似乎慢慢察覺到一些事情。
比如這幾年在住院期間認識，年紀和她相仿的小病友們，相繼在這幾年去世，對她造成了一些影響，當然也包括大人。我記得幾個月前，曾世媛在她的臉書上分享她參加一位小病友的追思會，這是她和喬妹第一次參與逝去孩子的追思場合。
曾世媛過去從來沒有這樣的經驗，看著這位過去在醫院認識，年紀只大喬妹一歲的貼心小女孩，現在因為病情惡化而去世，躺在棺木裡，看著她的父母從頭到尾沒有掉過一滴淚，平靜而帶著笑容答謝親友的哀悼，反而讓她更難過。
「我們看到孩子躺在那裡，然後想說下一步就是媽媽要帶她去火葬場了，我心裡想，我從來沒有想到這個，好……」我猜她想說出難過二字，但曾世媛天性樂觀活潑，這五年來不斷承受煎熬，終究難以將這二字說出口。

因為她一旦再度回到過去那個終日惶惶，難過到無法入眠的日子，五年來的努力又會回到原點。

「我覺得那個平靜真的是，非常不容易，」曾世媛加重語氣，「我就覺得，很不一樣。那天對我來說，真的好震撼喔。」成人的死亡概念是經由過去經驗的累積而逐漸形成，但兒童的生命經驗相對短，死亡概念在還沒有定型的時候便遇到面臨死亡的困境，使得他們不得不提早面對，比同年齡的兒童早熟。比如治療過程中，在醫院裡大人們的言行、熟識的病童的狀況，都會讓他們對於死亡漸漸產生

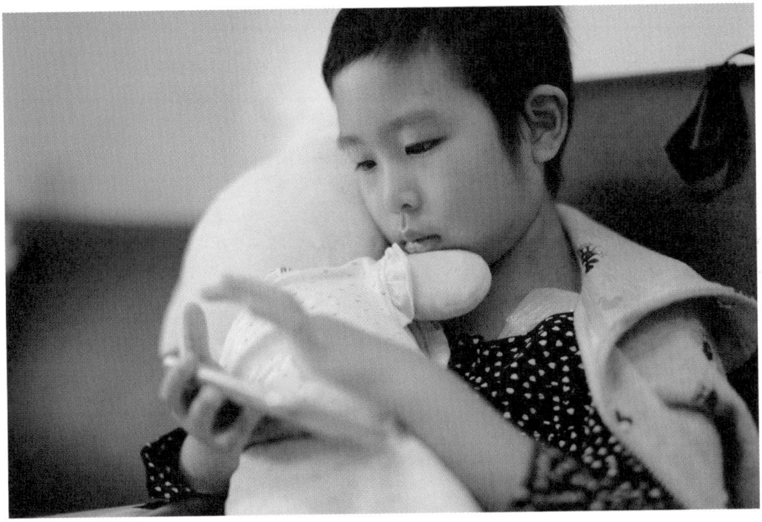

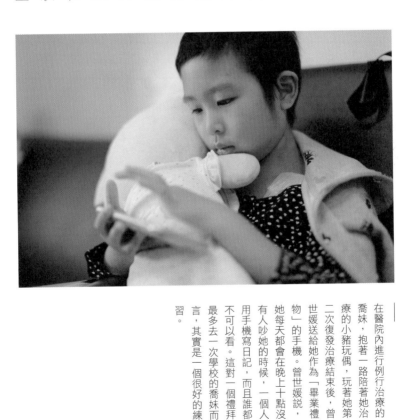

在醫院內進行例行治療的喬妹，抱著一路陪著她治療的小豬玩偶，玩著她第二次復發治療結束後，曾世媛送給她作為「畢業禮物」的手機。曾世媛說，她每天都會在晚上十點沒有人吵她的時候，一個人用手機寫日記，而且誰都不可以看。這對一個禮拜最多去一次學校的喬妹而言，其實是一個很好的練習。

概念。

二〇一七年九月，喬妹的腦癌第三次復發。在一次治療後，喬妹突然對曾世媛哭喊不要治療了。「為什麼要一直打針一直打針，一直很痛一直很痛。」多年來的治療，以及對於打針，特別是人工血管「on針」的恐懼，一向情緒穩定、乖巧的她終於徹底崩潰。

過去在on針時，喬妹會貼心地要曾世媛「不要看」、「走開」，寧可自己哭得死去活來，也不想讓曾世媛難過。「當時我還不理解她為什麼要我走開，可是我到這一兩年才發現，有時候她真的不舒服不想讓我看到，我是真的後來才發覺她不希望讓我擔心。」曾世媛說，「她從來沒有跟我說過她不要治療了，她從來沒有跟我說過。」

第三次復發狀況非同小可，原本大家以為漸漸平靜下來的生活，又開始因為密集的治療而發生變化。一週跑二、三次醫院，一個月有一半以上的時間在醫院，喬妹跟爸媽都累了，而喬妹更是從蘇錫佳和曾世媛的身上察覺到一些事情。

她當時已經十歲，從過去的治療和旁人的狀況，她漸漸明瞭死亡是怎麼一回事。「她自己也害怕，她應該知道自己有什麼狀況，不然我們不會大家都那樣緊張。」

「乾脆死掉好了。」她不斷哭喊，「反正死掉就一下下。」面對孩子突如其來對於死亡的意識，第一次這樣明確地表達死亡，已經很少哭泣的曾世媛因此哭了好幾個星期，蘇錫佳也因此再度失眠。

成人面對死亡時未必會比兒童堅強，但身為癌症病童的父母，再怎樣怯弱也必須打起精神，因此成人的悲傷困境，也是安寧緩和醫療必須處理的部分。

「只要想到她那句話我就開始哭，洗澡也哭，到哪兒也哭，」曾世媛笑著對我們說，「哭到我兒子都問我，媽媽妳是不是不舒服？」

我想一直看著你

「死掉就一下下。」已經穿梭在醫院好幾年的曾世媛，當時聽到這句話仍然嚇壞了，「因為以前她都跟我說她不要死掉，」曾世媛曾經試著和喬妹討論她的病，「我跟她說，妳知道妳生的病如果不治療會怎樣嗎？她就跟我說我知道呀，我知道會死掉。」曾世媛了解喬妹很早就知道不治療會「死掉」，但她到底知不知道「死掉」會怎樣，其實曾世媛也不是很有把握。「她不是那樣清楚死亡的概念，我覺得。」

去年第三次復發後的那段日子，即使對已經熟悉生病和治療生活的喬妹和蘇家而言，也是不好過的一段時光。在榮總九十二病房，曾世媛常常可以聽見病童做惡夢哭喊的聲音，喬妹也不例外。曾世媛總會在喬妹做惡夢哭喊時，抱抱喬妹安慰她，「如果是小的我就不會了，」曾世媛開

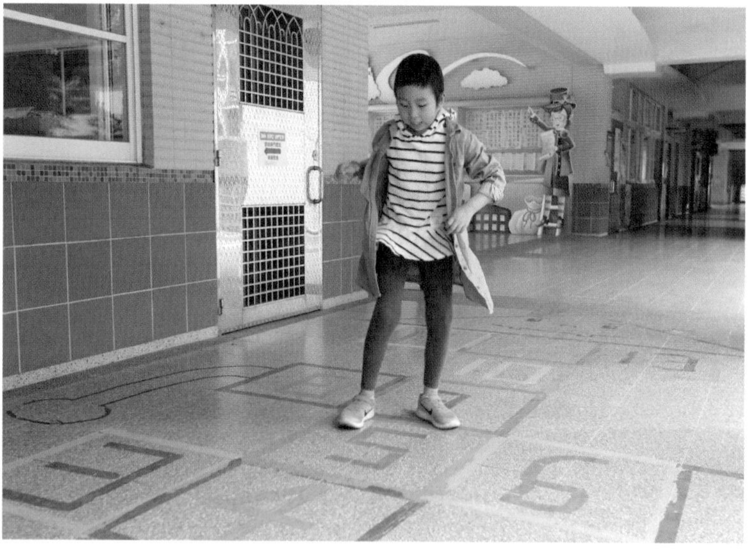

——離開學校前，喬妹看到地上畫的跳格子，興奮得開始自顧自玩起來，一旁的大人們都緊張不已，因為前幾天喬妹一直不自主跌倒，大家深怕她再度跌倒，但又不忍心阻止她玩。

玩笑地說，「再哭我就打妳。」

隨著復發的次數越來越多，進出醫院的日子越來越頻繁，蘇錫佳和曾世媛漸漸明白，即使不願去想最後的結果如何，但日子一樣往前走，喬妹對於死亡的概念也隨著她的成長而越來越清晰，不管是父母還是病人，早晚都必須面對告知這件事。在這之前，如何讓自己度過悲傷的情緒，則是各自的功課。

曾世媛曾說，以前家裡總是會避談死亡這件事，直到最近她才鼓起勇氣和三個小孩一起談死亡。

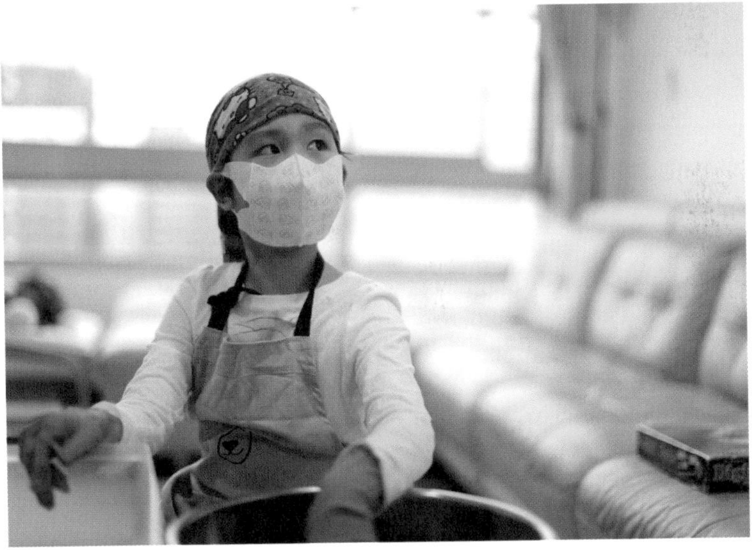

正在製作雪Q餅的喬妹。雪Q餅是這幾年相當流行的一種小點心，喬妹很喜歡吃，所以曾世媛在偶然的機會下開始學習製作。一開始除了只是因為喬妹喜歡吃，同時也分享給朋友，後來卻變成了全家一起投入的活動。曾世媛說，除此之外，雪Q餅還有另外一層意義，假設將來喬妹不在了，可以藉著做雪Q餅想念她。若是喬妹撐過來了，未來可以讓她有個一技之長，還可以將一部分所得做公益，感謝這一路給他們幫助的社會。

「我就覺得人就是那樣子，你一旦過了那一關，就是覺得好像要更堅強一點。就覺得現在都不會哭了，不知道為什麼。」曾世媛回想這五年來的轉變，「剛開始一想到就會哭，講二句『歆喬現在怎樣』我就要哭了，但現在怎樣我都哭不出來。」她輕輕地笑著說。

「如果歆喬走的話，我們會很OK吧，因為我們準備很久了。」

我們在餐桌聊天的同時，曾世媛偶爾會望向喬妹看得入神。這些日子裡，我意識到這是曾世媛的習慣動作。我問她是不是常常會看著喬妹發呆，曾世媛看著坐在客廳玩手機的喬妹說，「我不曉得，萬一真的有那麼一天，我什麼時候才敢打開她的照片來看？所以我每次都會仔細去觀察她，記住每一個她很開心啊，或每一個反應啊，就是想好好記住她的每一件事情。我覺得，就是留下每一個當下的美好吧？」

「因為想要珍惜還擁有她的每一分每一秒，所以會想用力地用眼睛記下她現在的樣子。」

「我覺得可能因為太害怕失去，所以會想要做很多的事情去努力看看，如果真的不害怕的話其實就會順其自然，我們會這樣積極就是因為很害怕，一點都不勇敢。」曾世媛一貫地爽朗笑著。

「其實我現在偶爾會跟三個孩子一起講死亡的事情。我都覺得我用一種他們不會害怕，可以理解的方式跟他們說。比方我會說，我們以後就是不管誰先上去，都會去天父爸爸那裡。」

喬妹剛生病的時候，沒有特別宗教信仰的夫妻倆「該做的都做了，像吃素就是。」但曾世媛無法接受小孩生病是「業障」的說法，如同王少華在禪寺裡法師對她所說的那樣，而且一次又一次的念經迴向所帶來的不是平靜而是煩躁，讓曾世媛開始懷疑宗教的意義在哪裡。

「我覺得小孩子比較可以接受這個，可能小孩子比較可以接受去那裡就是一個美麗而且又開心的地方。」

「我甚至跟三個人說，不管誰先上去，」曾世媛有點不好意思地笑著，「我自己亂掰的啦，我跟他（們）說，上面是沒有時間的喔，就是因為很開心，所以天父爸爸會知道你在等著，等媽媽來等爸爸來，可能你會很緊張，所以可能你上去一天就會看到我了。」

曾世媛開始慢慢會和兄妹三人一起溝通這件事，不是只有特別針對歆喬。「我其實不喜歡講這件事情，我老公也不希望我講，但他還是得要聽。」曾世媛哈哈大笑。

曾世媛和蘇錫佳邀請我、程兆芸跟祕書長一塊留下來吃晚飯，接著便快手快腳地在廚房大顯身手，蘇錫佳和我們則是陪著孩子一起玩耍，欣賞他們在醫院時用來打發時間的拼豆和積木。此時姊妹倆互不相讓，各自拿出她們的壓箱寶向我們炫耀，只要喬妹拿出一樣玩具，Mina一定也會有一樣的東西，但我們一樣也沒看過，只能陪著大驚小怪一番，深怕等等又會引起姊妹大戰。

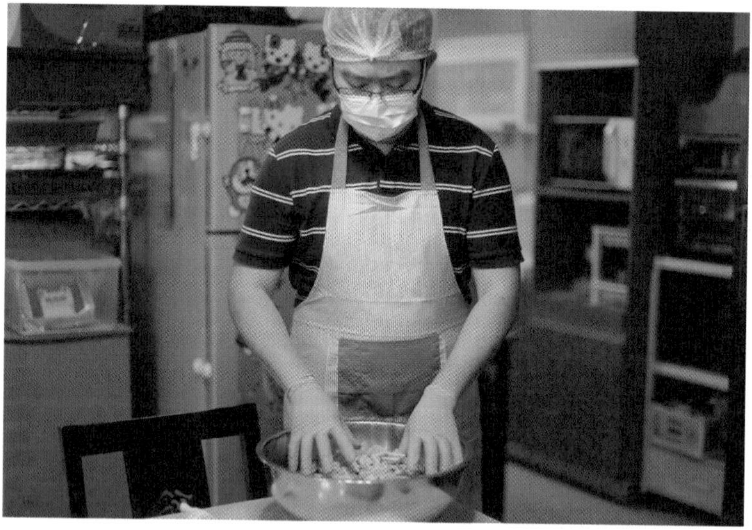

—蘇錫佳專心地攪拌雪Q餅的原料。拘謹而細膩的蘇錫佳笑著對我們說，只有做雪Q餅的時候，可以什麼都不用想，可以很快樂地投入其中。過去曾是科技業主管的蘇錫佳，對於雪Q餅從原本的配合到現在的積極投入，對衛生的要求有如無塵室的嚴格規定。這天他因為發現製作好的攪拌料內出現一條橡皮筋而耿耿於懷，到第二天還在想這件事情。

一陣忙亂後，大家一起擺好碗筷準備開動，此時Mina已經和喬妹完全「和解」，兩個人一起坐在客廳吃飯，看著她們最愛的《我們這一家》，並且不時傳出「咯咯咯」的笑聲，好像剛剛的相簿大戰不存在一樣。

Mina不時對著電視說話，即使吃飯也是活力十足；喬妹安安靜靜地吃著她的飯，偶爾發出其實很像Mina的招牌笑聲。大人們的話題則是逐漸從喬妹身上轉移到食物，還有等等光點協會的老師七點要來上課的事，然後收拾碗盤。

由於光點協會所服務的都是重症兒童，因此服務的方式是專門為這些必須在家學習的兒童們提供免費到府教學，從繪本導讀、關懷服務到這次的繪畫教學都是主要的內容，讓喜歡畫畫的喬妹也能接收正規的繪畫教學。

聽到等等要上繪畫課，「我要拿我的熊熊上課！熊熊！要上課了背好書包吼！」Mina興奮地拿著她的玩偶蹦蹦跳跳在曾世媛身邊繞圈圈，喬妹還是一樣淡定地坐在客廳像個小大人，低著頭，擠著脖子專心地玩她的手機——那是她去年十月第三次復發後，出院的「畢業禮物」，聽媽媽說，她是在寫祕密日記——彷彿什麼事都沒發生過。

慢不下的高鐵

七月十二日是喬妹例行要去高雄進行免疫治療的日子，上午十點曾世媛緊急傳LINE過來說喬妹鬧性子，所以會晚一點出發去高雄，請我先稍等一會兒。幾分鐘後，曾世媛傳LINE告訴我，事實上這陣子喬妹一直在鬧情緒，甚至上星期去榮總例行治療的前一天晚上，她還把自己關在房內就是不肯出來，鬧得大家筋疲力盡，今天也是。

我看到喬妹出現在高鐵站的時候，母女兩人正在麥當勞裡買早午餐。曾世媛在一旁看菜單，一身輕鬆裝扮戴著口罩的喬妹則是反常地皺著眉頭，垂頭喪氣地在旁邊等待。我看不出她的表情，但我想一定不會太愉快。「跟叔叔打招呼呀！」曾世媛催促著喬妹，小女孩低著頭不看我，看樣子她真的很沮喪。

由於喬妹在四月的時候被診斷出小腦腫瘤轉移到脊椎，主治醫師說如果不處理就會影響下半身以及排泄功能，喬妹一度出現站不穩、走路會不自主跌倒的狀況，讓夫妻倆擔憂不已。雖然夫妻倆的共識就是別讓孩子受苦，盡可能不要坐輪椅，但腫瘤並不是可以商量的疾病，雖然好消息是原本小腦的腫瘤經過治療似乎縮小了，但這顆位於脊椎的新腫瘤，以及七月時發現的小腦亮點，卻成了最新的威脅。經過打聽，曾世媛想要試試北京那邊的免疫治療CAR－T，因此她決定跟已經治療喬妹二年、在高雄的林醫師討論，看是否能夠有新的進展。

其實夫妻倆都明白，喬妹的身體已經快逼近極限了，除此之外，過去的治療對身體所造成的傷害，也漸漸對喬妹產生影響。除了放射線治療已經打完一輩子能夠承受的劑量，不能再進行放療之外，化療的藥物，能夠用的也幾乎都用上了。喬妹的聽力還因為其中一種藥物，讓她的聽力受損，無法聽見高頻的聲音。

而其他的放療後遺症，像是子宮受損無法受孕、身高體重延緩成長，以及學習力與記憶力退化，和已經退化到有如六十歲老人的大腦，這都是即使喬妹平安長大，也必須面對的殘酷事實。因此，免疫療法成了最後的武器。

免疫療法，顧名思義就是透過病人自身的免疫系統對抗癌症的一種治療方式。這是近幾年來最新的癌症治療方式，是許多標準治療方式無效的癌症病患希望所在。

免疫療法目前有三種，分別是藥物、細胞療法和疫苗。不過，臺灣到二〇一七年七月為止，唯一合法的是免疫藥物治療。原本喬妹要到北京進行的CAR－T是屬於細胞治療的一種，原理是從病人身上取出免疫T細胞後，嵌入一段特殊基因再打回病患體內，利用這些「改造」的T細胞消滅癌細胞。本來衛福部預定在七月發布《特定醫療技術檢查檢驗醫療儀器施行或使用管理辦法》修正條文（簡稱特管法），開放六項細胞治療技術，適用對象包括自體免疫細胞治療，也

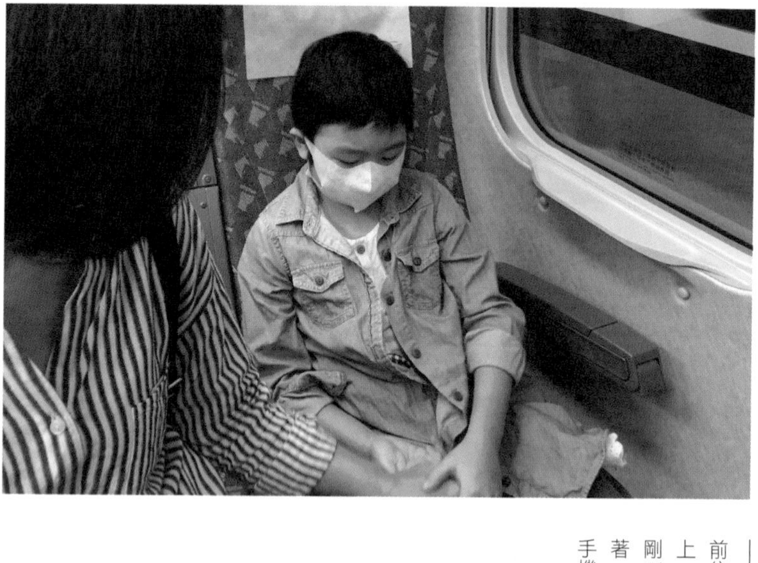

——前往高雄治療的高鐵列車上，喬妹的眉頭仍然像我剛剛見到她一樣緊緊鎖著。為了避免尷尬，我用手機拍下這一幕。

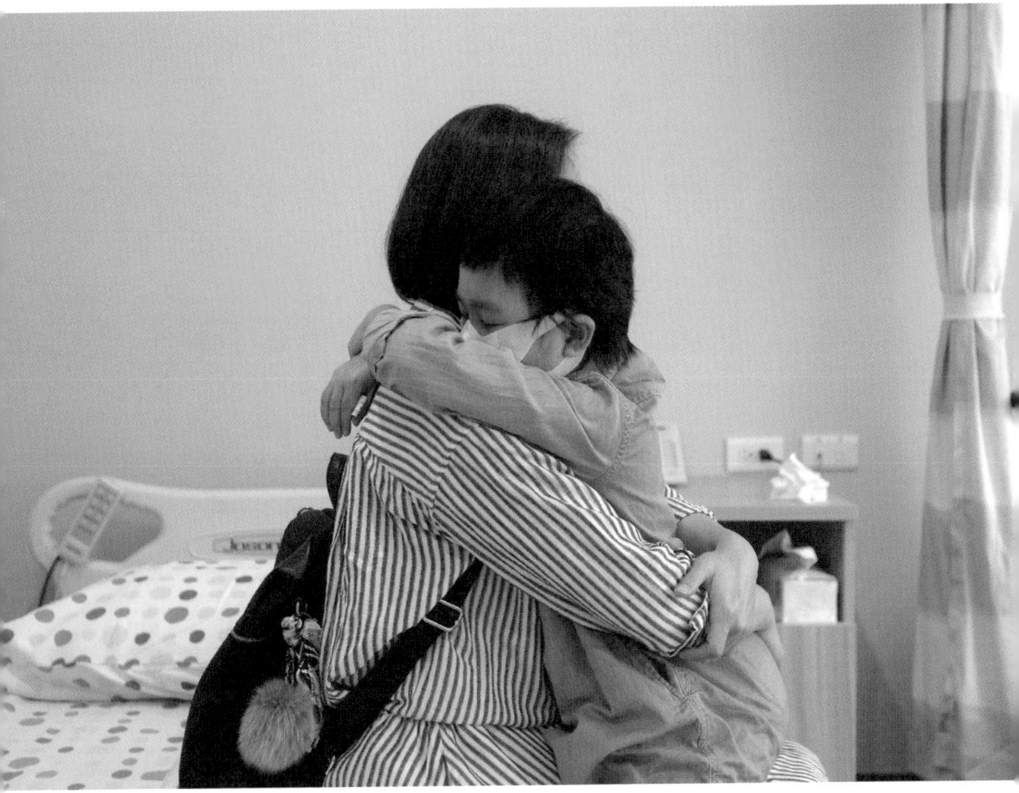

——進行喬妹最害怕的治療前，喬妹緊緊抱著曾世媛，哀求不要治療。

就是CAR－T，但一直到九月才正式開放。

曾世媛曾經想過，積極治療對孩子而言其實是很自私的一件事，她無法確定這樣做對喬妹好還是不好，會不會只是「自私」地想要把她留在身邊。

「你讓孩子做那麼多治療，她以後變成智力只有一點點，真的就要這樣過一輩子嗎？如果我是病人，問我的話我會說我不要了，我寧願你小時候就讓我走了，你讓我長大跟大家都不一樣，我會受不了，我不要。」曾世媛想不出更好的方法，但她和蘇錫佳的共識就是，「交給上帝，我就覺得每一天都是好的，就是她開心就好。」

我們改成十一點十分開往左營的高鐵班車，離開車還有十分鐘，喬妹就像是達利畫筆下的人物，整個人呈現大字形地癱軟在椅子上不發一語。曾世媛一邊溫柔地笑她「這樣很難看耶！」一邊拉她起來，兩人推推拉拉了一陣子，總算趕在開車前二分鐘搭上列車。我在旁邊看著這樣的情景，心中七上八下，深怕我們搭不上車，但我想這就是喬妹的目的。

科技讓空間跟時間相對縮短，但對某些人來說，相對的是痛苦的快速逼近。隨著列車的廣播越來越接近左營，喬妹的臉也越來越垮，一路皺眉頭到左營，下車時還做最後的掙扎。

我們在左營站和攝影師程兆芸會合，程兆芸對我們打招呼，喬妹當然是沒有反應，低著頭不知道在看什麼。「唉唷，喬妹妳怎麼啦？」程兆芸蹲下來看著喬妹說。

此時高雄突然下起大雨，彷彿上天也了解喬妹此時的心情，一行人的氣氛尷尬到了極點，但我們都知道最苦的是喬妹，卻也不能做些什麼，只能哽著喉嚨，勉強講兩三句不著邊際的話。

到了診所，林醫師帶著兩位助理迎接我們一行人。林醫師高大沉穩，說話輕柔中帶著權威，是個看起來就會讓人無條件信賴的醫師。

「辛苦了！」簡短地介紹助理，並且和曾世媛確認接下來的行程後，林醫師短暫離開，接著由護理師領著曾世媛和喬妹進入已經準備好的病房。我看著喬妹瘦小的身影，似乎也感受到她這六年來所受的苦難。

放手

林醫師再度出現，這次他為一行人一一介紹團隊和接下來的治療流程，並特地介紹心理師後，所有團隊都退出病房進行準備。沒多久，二位護理師進來看了一下喬妹的狀況，和曾世媛聊了一會兒。「我怕我等下會哭，」其中一位戴眼鏡的護理師說。該準備進行治療了。

曾世媛溫柔地抱著始終不發一語低著頭的喬妹，安撫她躺上病床。「妳會不會冷，要不要喝奶茶？」曾世媛問喬妹，但喬妹始終呢喃著所有人都聽不懂的聲音，「那喝水好了。」曾世媛輕嘆一口氣。二位護理師推著裝滿器材的推車進來，喬妹每週一次，最令她害怕的時刻來了。

喬妹其實不是害怕打針，而是人

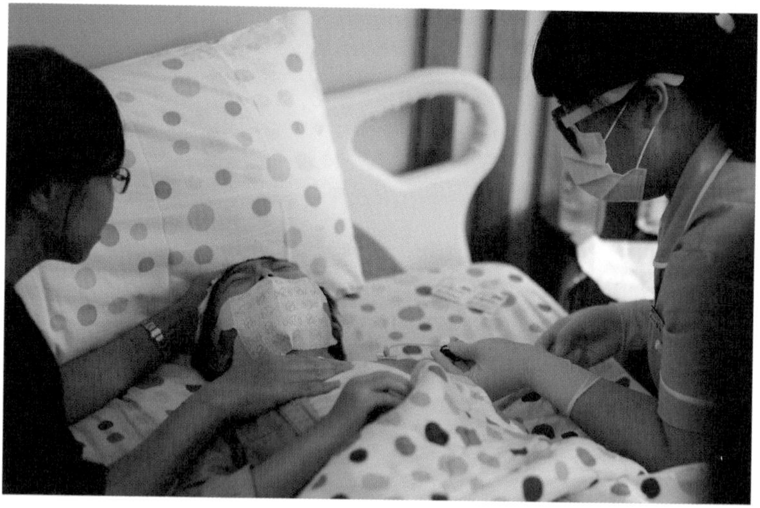

「on」上人工血管後，積累了許久的情緒一次爆發，喬妹嚎啕痛哭。病房內傳來斷斷續續的啜泣聲，我不知道是誰，我只感到心頭一陣緊鎖，再也按不下快門。

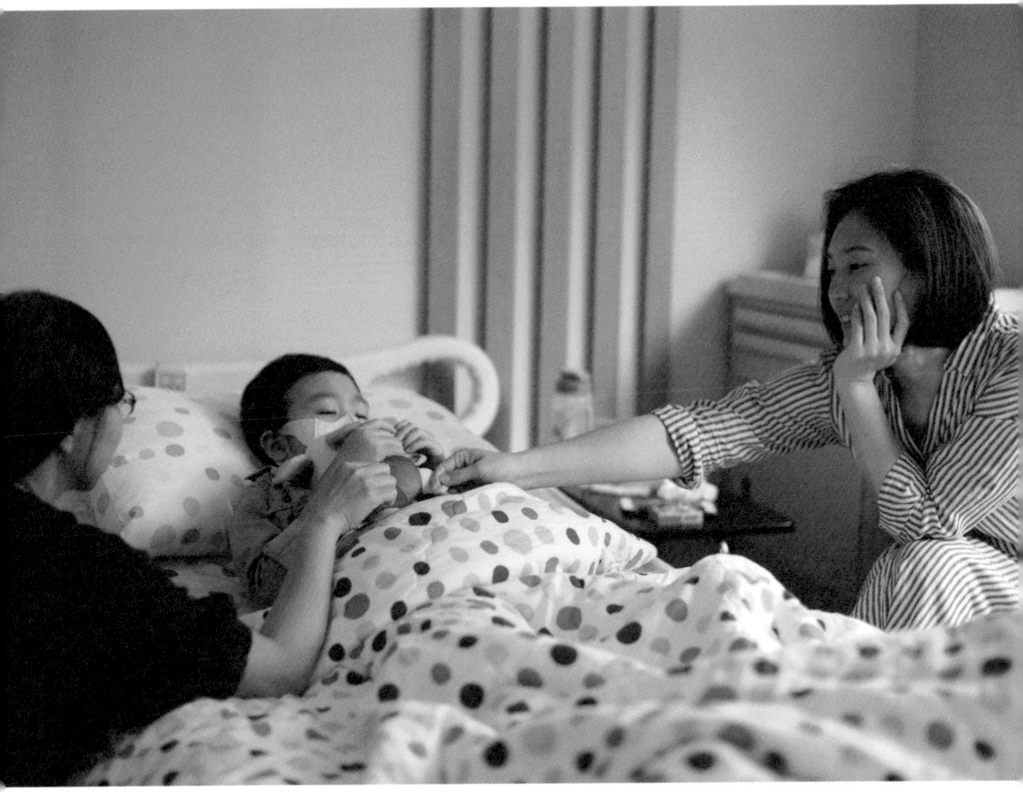

情緒稍微平復的喬妹，心理師和曾世媛在一旁陪她玩。七月以來，喬妹的狀況愈見險峻，曾世媛和蘇錫佳感受到前所未有的壓力，即使是最後的機會，他們也要試試看，但也陷入不想讓喬妹再繼續受折磨的兩難。

工血管上角針的過程，也就是曾世媛常說的「on針」。原本我不是很理解為什麼喬妹會這麼害怕上針，但自從我看過王少華上針的過程，連她那麼能夠忍耐痛苦的人都不免痛到出聲，我也不禁全身起雞皮疙瘩，更不用說才十一歲的喬妹已經上了將近六年的針。

「妳現在可以抓我，等等就不行喔，要放鬆喔。」護理師溫柔地提醒喬妹不要推護理師，以免影響上針傷害到她。喬妹不停地喊「不要、不要！」曾世媛在旁邊不斷安撫她，但效果似乎不大。這樣的情景每個星期至少都會上演一次：如果運氣不好，就得要上兩次角針，另外一次是榮總。

「妳最勇敢了，妳很棒喔！」曾世媛不停地安撫喬妹，此時護理師準備on針，另一位護理師輕輕壓著喬妹的右半身，心理師則撫摸著喬妹的額頭並幫她擦去眼淚，「小天使會來保護妳喔。」

「來喔，一二三！」

戴眼鏡的護理師迅速地將角針插上喬妹左胸骨下的人工血管基座，喬妹瞬間大聲哭喊，夾雜著我聽不懂的話。

「媽媽！媽媽！我不想要治療！」

「妳好棒喔，對不對，好啦，我跟醫生說我們不來了！」曾世媛擦去喬妹的眼淚，「妳今天怎麼流這麼多眼淚？」

「生氣，好生氣！」喬妹的哭聲就像她的笑聲一樣有著感染力。心頭覺得有點緊，快門再也按不下去，我收起手上的相機，深深吸了一口氣。

「好，不生氣。」曾世媛輕輕地撫摸著喬妹因為掙扎而冒汗的額頭，並為她擦去滿滿的淚水。曾經說自己已經不知道怎麼哭的曾世媛，此時眼角隱隱泛著淚光，好不容易哄喬妹睡著了，喬媽和心理師坐在床邊聊天。

「昨天我看到報告也是，想說又要來一次，要是我也會……」曾世媛對心理師說著昨天喬妹檢查報告的事，一邊擦去眼淚，「哎呀，我的睫毛膏。」

喬妹平靜了下來，所有人暫時鬆了一口氣。之後林醫師進來病房為喬妹進行頭針注射，喬妹仍睡得很安穩，沒有被驚醒。喬妹自二〇一五年第一次復發後，便在她的腦中植入類似人工血管，稱為「Ommaya」的裝置，可以讓藥劑直接進入腦中，這是許多腦瘤患者都會進行的一種治療。「喔，媽呀！很傳神吧？」曾世媛有次開玩笑說。

「我先去和林醫師討論一下後續的治療，你們陪一下喬喬喔！」曾世媛這次來高雄，除了例行治療之外，最重要的便是和林醫師討論北京的治療是否能夠執行，「我等不下去了。」

過了一會兒，喬妹仍在沉睡，曾世媛臉色凝重地走了進來。「我想可能北京那邊先不去吧，林醫師說醫學有它的極限，要我們先放個假看看，他會想辦法。」曾世媛說。

曾世媛和蘇錫佳其實心裡都明白，只是現在還沒有到最後一刻，即使他們都表示準備好了，也知道繼續治療其實很自私，但終究要不要放手，仍然是個艱難的抉擇。治療喬妹兩年的林醫師自然也很清楚這點，於是請曾世媛緩一緩，讓自己和喬妹休息一陣子，再來思考後續的治療，對大家都會是一件好事。

護理師進來檢查藥劑，二種藥劑都已經打完，喬妹可以回家了。一聽到可以回家，這個小女孩馬上變成另外一個人，變成那個我熟悉的喬妹。恢復活力的喬妹，開始在病房裡玩起從她生病以後就一路跟著她轉戰各醫院的小豬玩偶，「咯咯咯」的招牌笑聲也不斷地傳出來，還跟我們玩起望遠鏡遊戲，一路蹦蹦跳跳地步出病房，彷彿剛剛那位痛哭的蘇歆喬，跟她一點關係都沒有。

長假

五天後，已經很久不曾為喬妹病情而心情煎熬的曾世媛和蘇錫佳，決定兩人再度南下高雄和林醫師見面談喬妹後續的治療，在確定北京的ＣＡＲ－Ｔ治療會有不可預期的風險後，曾世媛接受林醫師的建議，決心要與孩子們度假二個星期，再決定後續的治療計畫。

二個星期後，我在喬妹雪Ｑ餅粉絲團上看到這段訊息：「想了幾天，也接受已經到了目前醫學的極限，接下來想試的ＣＡＲ－Ｔ治療

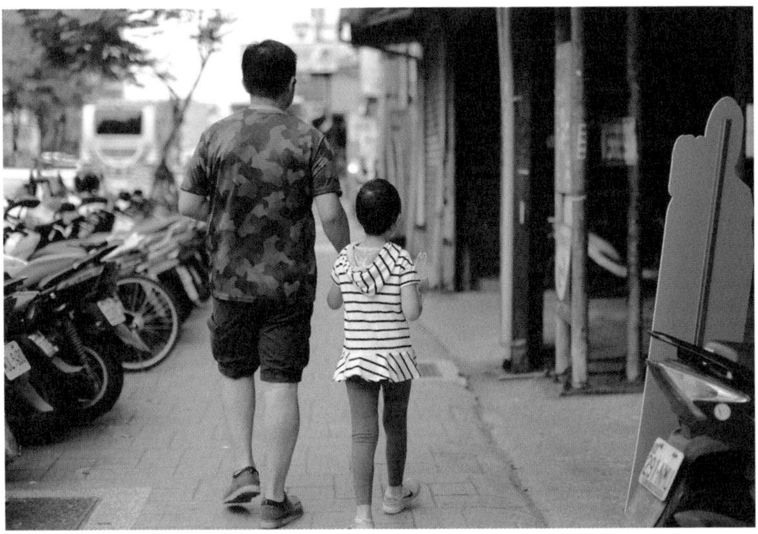

蘇錫佳牽著喬妹準備前往百貨公司玩。在高雄林醫師的「勸導」下，曾世媛決定放全家一個假：五年來第一次回新加坡度假。不管喬妹未來是否能夠挺過這一關，這都是她永遠不會忘記的快樂假期。

效果不確定，風險也無法預測。現在只想先帶著喬妹好好地開心跑跳，再回來拚治療。謝謝大家的關心唷！」然後是一家開心出發，回蘇錫佳於新加坡老家遊玩的照片，心裡為他們深深感到開心。

即使小姊妹倆先後因為食物中毒上吐下泄，喬妹更因為化療所產生的麻痺型腸胃蠕動不良而一直脹氣吃不下飯，讓曾世媛幾度想要提前回國，但喬妹說什麼也不肯。就在曾世媛和蘇錫佳一路提心吊膽、強顏歡笑之下，孩子們開開心心地度過了難得的暑假。

美國國家癌症資訊網（National Comprehensive Cancer Network, NCCN）所出版的《指引》（*Guide*）強調，當病人被診斷出癌症之後，應該告知病人與家屬，安寧療護是癌症治療的一部分，也就是說，當病人被診斷出癌症，應該是病人同時接受抗腫瘤治療及安寧療護的整合性照顧，並不是二選一。

雖然臺灣民眾對於安寧認知仍不是十分普遍，尤其目前更沒有專門的兒童安寧療護，然而喬妹的父母這五年多來，其實就是實踐安寧療護的宗旨：讓病人同時接受治療，也能擁有最好的生活品質，而不是延長疾病，讓病人痛苦。不管曾世媛和蘇錫佳接下來將如何進行喬妹的治療計畫，喬妹已經擁有珍貴的回憶。

我看著喬妹一家在新加坡出遊的照片，即使有些照片她看來有些疲憊，但臉上的光彩卻是我從沒見過的。我想起有次蘇錫佳笑著跟我說，喬妹每天晚上十點或有空時，都會在手機裡寫日記，沒什麼機會學的注音符號還因此變得很好，但只要大人一接近，她就馬上把手機蓋起來，不讓大人看。

有次曾世媛禁不住好奇心，偷偷跑去看她的日記都寫了些什麼，結果發現裡頭除了每天去哪吃飯、做什麼事情的記事之外，似乎也沒有什麼特別之處。她不死心繼續偷看，「我不要再生病了，第二是血管要粗一點，」看到喬妹在生日這天寫的生日願望，曾世媛感到一陣心痛，因為她知道喬妹的手針一向不好打，所以才會許這個生日願望。但看到第三個願望時，她忍不住笑了出來：「我想結婚，希望以後男朋友長得很帥，然後很愛我，然後我也很漂亮。」

五年來，蘇家第一次回新加坡度假二個星期，我不知道喬妹會在日記裡寫些什麼，但我可以確定的是，從她臉上的光彩，這次的日記一定寫了很多很多，而且，也一定不會讓爸爸媽媽看，就像以前一樣。

Part 5

長路的盡頭

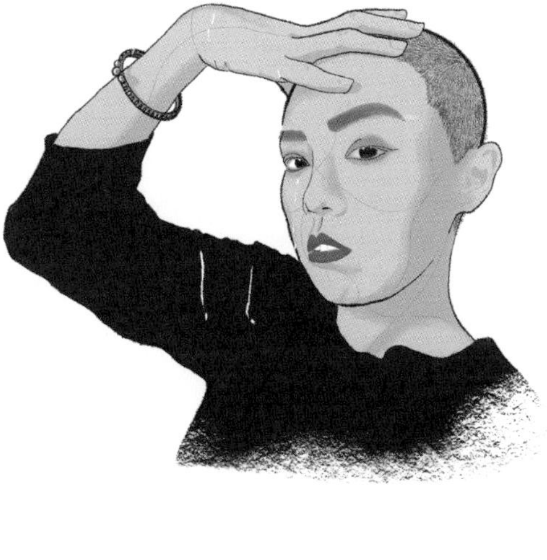

使生如夏花之絢爛，死如秋葉之靜美。

（Let life be beautiful like summer flowers and death like autumn leaves.）

——《漂鳥集》，泰戈爾

喬妹前往高雄治療的那個星期，我從吳宙姅那兒得知安得烈在七月十五日去世的消息。看著安得烈在群組裡所留下的訊息，彷彿墓誌銘提醒我，安得烈曾經存在的證據。我不知道該在群組裡寫些什麼，但我知道許明秀會看，希望能給她一些安慰。

「謝謝安得烈大哥您這陣子對我們的支持，請您好好安息，不再痛苦了。」我最後還是笨拙地留了這段訊息。

幾天後一個下著微雨的晚上，我跟吳宙姅以及認識安得烈多年的安寧志工林國文，一起過去探望許明秀。三人沉重地爬上三樓階梯，我才明白為什麼許明秀會想要搬家，狹窄的樓梯間對行動不便的安得烈來說，無論是上樓或下樓都是一個艱困的任務。

一進門，客廳稍微有些亮度不足的日光燈下，許明秀看起來比過去更憔悴，現場還有幾位親友低聲說話，看到我們三人進門，大家彼此微笑點頭。許明秀對我說：「安得烈大哥還有好多話想跟你們說……」想起端午節隔天我去探視安得烈，離開前我趨前握了他的手，安得烈冰冰涼涼的皮膚觸感彷彿還在，而他那意味深長的用力一握和笑容，或許是在跟我告別，我卻渾然不覺。

簡易的追思堂內擺放著一張長桌，正中央是安得烈的照片，兩旁是鮮花，桌前則是他心愛的吉他，標誌著他瀟灑的過去。客廳左側堆滿已經打包好的瓦楞紙箱，原本許明秀預計要在七月初搬家，現在已經不需要了。

安慰人一向不是我的強項，還好吳宙姘與林國文過去和安得烈一家的交情，讓我可以專心當個傾聽者，不必尷尬地尋找話題。許明秀說，告別式將於二十八日上午在第二殯儀館舉行，隨後即火化，讓安得烈隨著輕煙回到天家。

生命的禮物

幾天後的一個下午，我在二〇一七年二月認識的年輕設計師癌友，突然從臉書捎來訊息。她邀請我參加演唱會，還告訴我一個好消息：她和另外兩位年輕癌友，一個廣播主持人和另一個設計師共同創業了。三個人當中最大的是三十七歲，而她和另一位夥伴只有二十三和二十七歲。

今年一月，我在臉書看到一篇〈骨肉瘤〉知識網站的分享文，充滿設計感的介面和扎實的內容，第一時間便吸引我的注意力。剛好我想要了解年輕癌症病人生病的心理歷程和對安寧的看法，於是透過臉書和網站的設計師聯繫，她叫蔡孟儒。

骨肉癌是一種青少年常見的原發性惡性腫瘤，也有人叫它骨肉瘤。所謂原發性就是身體內的細胞病變所引起的癌症。這種癌症很麻煩的地方在於，常常會跟傳統父母以為的「成長痛」症狀相同，等到發現時往往已經很後期，讓治療更加困難。

一九七〇年代以前，由於當時的醫療技術對骨肉瘤的治療還不是

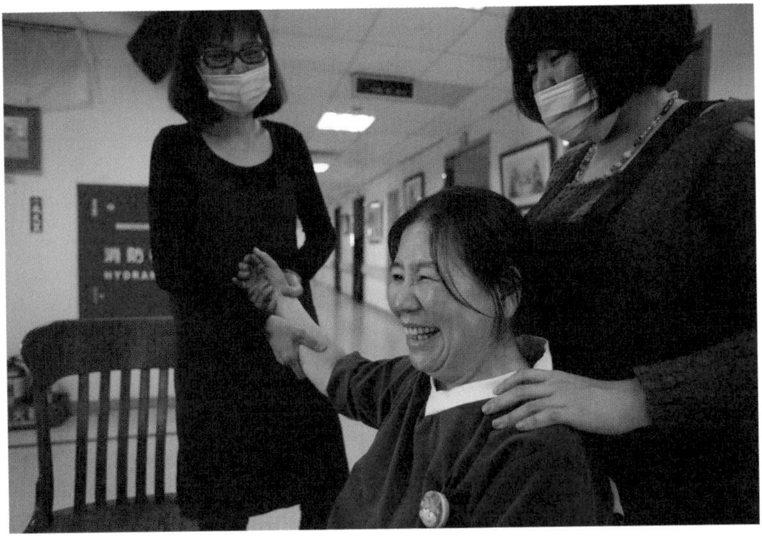

由芳香治療師吳宙妌發起的志工團體「香氣行者」，多年來在許多醫院的安寧病房進行服務。特別的是，在眾多類似的團體當中，少有人會注意到醫護人員的「照顧」。因此，除了服務安寧病人之外，香氣行者的芳療志工也會服務醫院的醫護乃至於照顧者與家屬。儘管醫護人員總是推辭，但身處安寧第一線的醫護人員，其實也是相當需要被照顧的一群。

那麼有把握，因此病患接受截肢的機率幾乎是百分之百，而且存活率也不高。蔡孟儒告訴我，當時因為膝蓋痛加上髖部腫脹，澎湖老家的小診所懷疑是骨肉癌，所以自己很慌張地找了很多資料，但不知道為什麼都是很舊的資料，什麼「保命不保腿，保腿不保命」，蔡孟儒嚇到吃不下也睡不著，整天都很想哭。才大四就有可能得骨癌已經夠倒楣了，一想到還可能要截肢就讓她萬念俱灰。不過，經過醫學界幾十年的努力，現在的骨肉癌截肢率已經大幅降低，取而代之的是化療和其他更有效的治療方式。

蔡孟儒說，因為在二〇一七年春節前反覆檢查都沒有結果，甚至一度被認為是更加常見的半月板損傷，醫生告訴她幾個月後就會自己修復，蔡孟儒覺得還是不對勁，在朋友介紹之下，到了榮總才被確診是骨肉瘤。

確診那天，蔡孟儒在診間裡偷偷地瞄了醫師桌上的病理報告，卻一個字也看不懂，不過她心裡有數，知道這應該不是什麼「好東西」。正在忐忑之間，主治醫師低頭看報告一眼，然後抬頭看著蔡孟儒，蔡孟儒順著目光兩人對看。「大家都過來！」主治醫師把診間所有的實習醫師都叫過去，接著對蔡孟儒說：「妳不要害怕，我一定會讓妳恢復到以前走路的樣子。」

「好，那我相信你。」雖然心裡七上八下，但聽到主治醫師對她說這句話，蔡孟儒稍微鬆了一口氣，彷彿看見光亮。

雖然不用截肢，但治療所帶來的痛苦卻一樣也不少。化療後的掉髮、放療的嘔吐和各種副作用，加上自己體質對化療的反應很大，常常在治療之後虛弱得動彈不得。而逃不掉的髖部手術，也讓她出院之後行動無法像一般人那樣自如。

「讓你看看我的光頭，」她笑著掀起頭上的假髮一角，讓我瞧瞧她那因為化療而使頭髮掉光的蒼白頭皮。不久前，在我們一路沿著人潮洶湧的民生西路尋找可以聊天的咖啡館時，蔡孟儒突然叫住我，要我走慢一點，我才意識到她才剛動完手術，長達二十九公分的傷口，走起路來還是會痛，我連忙跟她說抱歉。

蔡孟儒原本在臺北念大學，但因為生病，畢業後就回老家澎湖休養，我是趁著她到榮總回診的機會和她見面，但因為剛完成一個療程，她身體其實還很虛弱。對於未來，雖然有著不確定性，但畢竟年輕，她還有許多想要完成的夢想。尤其她自己和獨自照顧她的母親，就像大部分的臺灣人一樣非常避諱談死亡，雖然蔡孟儒偶爾會談到自己如果「怎麼樣了……」，母親就會連忙阻止她講下去。

我問蔡孟儒生病之後，除了「死亡」之外，最恐懼的事情是什麼。她的答案讓我有些意外，她說，「我就害怕不能做跟別人一樣的事情吧，因為我就很想要跟大家一樣享受人生。」

我覺得有些辛酸，畢竟她還那樣年輕，未來充滿無限可能，卻有可能因為這個病被迫中止。雖然蔡孟儒現在把骨肉癌當作「生命的禮物」，但她也承認，當初會覺得「我可不可以不要這份禮物？」不過，其他癌友的經驗讓蔡孟儒開始轉變。蔡孟儒有許多好朋友陸續癌症復發然後再度接受治療，比方和她一起創業的設計師好友，即使淋巴癌復發還是繼續找工作，繼續辦講座。「我就會覺得其實還是可以做自己喜歡的事情啊，這是自己態度的問題。」她說。

「我覺得我還很年輕，我想做的事情還很多。可是，如果我真的再怎樣的話，那我的體力，跟那些人無法相比，我是只要一打化療就要送隔離病房的那種，」蔡孟儒笑著說，好像反過來安慰別人，「對啊，所以我就覺得我要好好珍惜現在正常的生活。」

半年後，她真的辦到了，而且出乎我意料的是，她是和另外兩位因為癌症而認識的朋友一起創辦名為「我們都有病」的倡議平臺，以類似社會企業的理念推動醫病相關議題。

而這場演唱會就是「我們都有病」的第一個大型活動，叫「死裡重生演唱會」。演出者包含從選秀節目崛起、曾獲金曲獎，後來陷入憂鬱症的歌手謝震廷，和其他幾位多才多藝的癌症病友，從精神疾患到各種癌症，真的是「我們都有病」。

我仔細看了時間，發覺演唱會就在安得烈告別式當天晚上十點。一死一生，都是人間日常，只是在一日內發生。

我不過就是生了個大病

二十八日安得烈的告別式那天上午，臺北盆地延續著入夏以來連月的酷熱，陽光毫不留情地照射在人間，到了晚上氣溫卻稍稍降了下來，取而代之的是明煦的月亮和微微的涼風。

儘管疲累，我還是在八點依約來到位在臺北市杭州南路的演唱會場地，一個名為「小地方」，位在地下室的Live House。還沒走到「小地方」，遠遠地便看見一長串的排隊人龍，我以為是這附近哪家排隊名店，仔細一看，才發現原來是準備來聽演唱會的觀眾。仔細看這些排隊的人，超過一半都是三十歲以下的年輕人，不少人臉上戴著口罩。蔡孟儒後來告訴我，有些聽眾其實是過去認識的病友，有些可能比她的病情還嚴重，但都情義相挺，只要可以出門的都過來了。

我到處找不到蔡孟儒，趕緊傳訊息過去後才發現，原來她就是入口的三位接待人員之一，我完全認不出來，但她也認不得我，我們在門口大笑。半年不見，蔡孟儒的髮型這回變成可愛的男生頭，但我不好意思問她是不是假髮，而且她的臉比上次圓潤些，氣色也更好，我在心裡為她感到高興。

演唱會很快開始，多年沒有聽現場的我感到新鮮又陌生。開場的是二人重唱組合「核桃KurumiQ」的張瑀，今年在認識「我們都有病」共同創辦人之一的謝采倪後，她和男友歌手謝震廷立刻成了她們的支持者。嗓音甜美的張瑀在臺上笑著說，謝震廷甚至在認識她們的隔天後，就剃了頭髮表達支持，把大家都嚇了一跳。

唱完五首歌之後，張瑀介紹今天的要角之一，「最帥的饒舌歌手」謝采倪登場。謝采倪其實還有一個身分：饒舌創作歌手，「Hip Hop Ani」是她的藝名。

「大家好！This is Hip Hop Ani！」臺下一陣歡呼。

謝采倪接著拿謝震廷剃光頭這件事來開場，底下的觀眾似乎有許多人知道這件事，紛紛笑了出來。原本我以為這個橋段只是用來舒緩氣氛的輕鬆聊天，但聽到謝采倪接下來說的事，我才明白她的用意。

「〈二十六〉是我生病後寫的第一首歌。」謝采倪說，接著她問觀眾：「不知道大家在二十六歲的時候都在做些什麼？」然後自己回答了一些年輕人會做的事。「可是，我在二十六歲那年被診斷出來淋巴癌第三期。」

「從那時候開始我就只能躺在病床上，而且對我的父母而言也是很大的衝擊，那是一整個家庭的憂鬱。」謝采倪說起這件事沒有什麼太大的情緒，我不知道她是緊張還是刻意壓抑。

「除此之外，治療還會帶來一個副作用，我們的頭髮會掉光光，所以會變成光頭。」到這邊我就明白她的用意，「光頭」是許多癌症病友的標誌，甚至勳章。但相對於男性癌症患者，光頭對女性癌症患者而言，卻有著截然不同的意義。

「其實我原本以為不打緊，直到我發現我會招來異樣的眼光，或有天在路上我還被罵『死人妖』，」謝采倪緩緩地說，「我才發現，原來，不只是生病這件事會讓我難過，連社會的眼光也會對我造成傷害，於是，我很生氣，寫了第一首歌，〈二十六〉。」

張瑪的吉他響起，「This is Hip Hop Ani，二〇一八年我們在小地方Live House，這是一個紀念，但也是個警惕，」謝采倪開始唱，觀眾靜了下來。

「那天，是二〇一七年五月三十一日，我被診斷出來，得了淋巴癌第三期，」

「我不需要別人的同情
也不用看護 照三餐打理
我不過就是生了個大病
又不是沒藥醫

請借給我你們的手心
打個節拍在空中搖曳
此刻我最需要愛的鼓勵
可以不可以

經常我走在街上　有時沒穿戴假髮
光頭只配著帽子戴口罩穿鬆垮褲子
偶爾會有人經過　屁孩阿嬤歐吉桑
你們鄙視的斜眼像我不配活在世上

其實沒那麼嚴重　我何必斤斤計較
但經常打藥免疫下降要吃一堆藥丸
你要我怎麼樂觀　請維持你的素養
把眼睛管好嘴巴閉上給病友們體諒」

很有畫面的歌詞，底下的觀眾安安靜靜地聆聽，我注意到有人默默擦眼淚，卻沒有人發出聲響。

演唱到最後一段，饒舌的曲式突然轉成每年農曆新年都會聽到，臺灣人再熟悉不過的〈新年恭喜〉歌：「祝賀二〇一七年都很健康沒有生病的你們，恭喜！恭喜！恭喜你！」在謝采俔和張瑀的合唱聲當中，結束第一首歌〈二十六〉。

我光頭，我驕傲

在謝采俔的歌聲中，我想起去年大年初八，我和王少華在禪寺所經歷的，社會大眾對於癌症患者不見得是惡意，卻會造成傷害的眼光。對照謝采俔被罵人妖的經歷，我想起原來蔡孟儒對我說的，那位被卡車司機罵三字經跟死人妖的朋友就是她。

二十六歲剛生病時的謝采俔是憤怒的，但一年後的謝采俔卻把這股憤怒轉變成另一種能量，不但已經可以自我解嘲，還因為這樣而創業。「光頭之後，洗澡只要三分鐘」，謝采俔再度拿光頭開玩笑，觀眾在臺下笑成一團，

「這是第一個好處，第二個好處，就是我從此愛上買假髮。」

「開始把假髮當衣服買，」臺下觀眾又笑成一團，「所以我就寫了一首新歌，叫做『我光頭，我驕傲』。」

在說說笑笑和偶爾的淚水當中，演唱會的各個嘉賓輪番上臺，或歌唱或分享自己罹癌的心路歷程，最後在謝震廷、張瑀和謝采倪翻唱鄧麗君的〈我只在乎你〉的歌聲當中結束。此時我的腦海不斷浮現過去將近一年來，我所認識的許許多多安寧病房的病患。我想起羅東聖母醫院的王子櫻，她是我第一個真正長談的安寧病患，卻來不及和她說再見；我想起王少華和喬妹，以及在今天早上正式道別的安得烈。

這或許是安得烈的精心安排吧？他的離去固然讓所有人感到錯愕與不捨，但他過去這七年來不正是體現了安寧讓病人活得好，有品質，家屬獲得安心的宗旨？王少華活在當下，要當個人而不是病人，蘇錫佳和曾世媛努力讓喬妹和全家人正常和快樂地活著，不也是實踐安寧？晚上的這場演唱會，是年輕的蔡孟儒、謝采倪與其他夥伴用癌症和疾病，以及對生命的體悟所換來的一堂珍貴的生命課程，不但是為安得烈的離去祝福，也是為過去十個月的安寧之旅畫下最好的句點，也是最好的註解。

不論是世界衛生組織在二〇〇二年所提出的安寧緩和療護的定義（到了二〇一四年有進一步說明）：「安寧緩和醫療，當病人和家屬面臨可能威脅生命的疾病時，所採取的一種可以促進生活品質的照護方式。藉由早期偵測、治療疼痛以及其他不適症狀，包含生理、心理、社會層次與靈性，進而減少受苦。」還是蔡兆勳所引述的「安寧緩和療護可以改善社會跟人類的生活」，提到：安寧不是只針對癌症末期病人，而應該是如同美國國家癌症資訊網所強調的，當病人被診斷出癌症之後，應該告知病人與家屬，安寧療護是癌症治療的一部分，讓病人同時接受抗腫瘤治療以及安寧療護的照顧。

所以，安寧其實應該是要作為癌症治療的一部分，但可惜的是，衛福部關於安寧緩和醫療的定義卻還停留在「針對治癒性治療無反應之末期病人」，而那已經是世界衛生組織一九九〇年對安寧緩和醫療的定義了。

臺灣的安寧療護還有很長的路要走，這是某次蔡兆勳的感慨，或許目前臺灣的確還沒有辦法達到趙可式所說的，她希望將來有一天，臺灣的每位醫護人員都有充足的安寧照護專業知識，那時候臺灣就不需要安寧病房了，因為所有的病房都可以是安寧照護的單位。但我卻從這些病患身上，看到安寧療護的真諦：有品質地活，活得像個人。

生魚片老爹的最後願望

三月份的時候，我去拜訪結束研究工作回到萬芳醫院服務的劉奕。經過三個月臺大醫院家醫科的研究醫師生活，劉奕告訴我，三個月的研究醫師生活，讓他自己有了轉變，不再是當初那個舉手問蔡兆動安樂死和安寧差別在哪的家醫科醫師。

我想起那位胰臟癌末期，嚴重

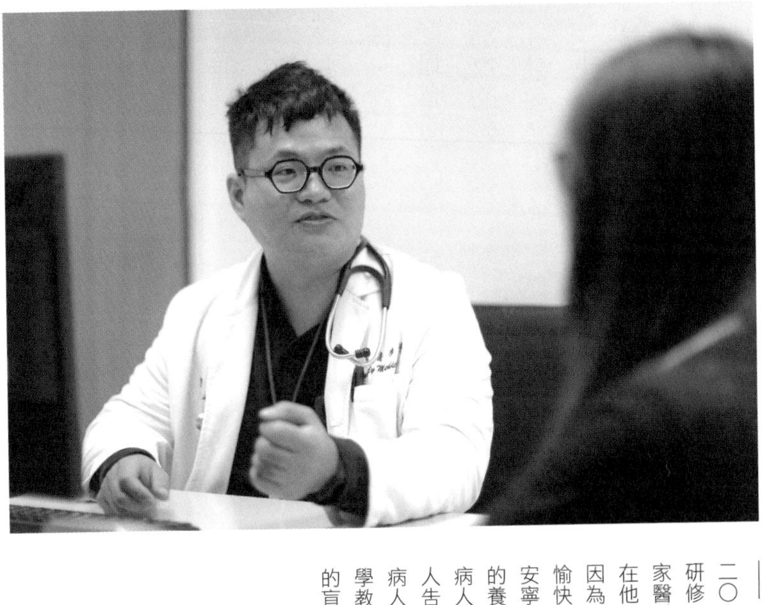

二〇一八年初，結束臺大研修，回到原本醫院擔任家醫科主治醫師的劉奕，在他還是醫學生的時候，因為家人在安寧病房的不愉快經驗，讓他就此走入安寧緩和療護。「醫學生的養成是告訴你怎樣治療病人，」他回憶，「但沒人告訴你如何面對快死的病人。」一語道破傳統醫學教育在安寧緩和療護上的盲點。

腸阻塞卻一直想吃生魚片的「生魚片老爹」後來怎麼了，因為我很好奇，他想要吃生魚片的願望最後到底有沒有實現，讓他得以圓滿地離開人世。

「生魚片老爹後來死了，回家後不久就死了，好像隔兩天吧？不過我也是覺得他達成了他的願望了。」不出所料，但他到底是達成善終，還是吃到生魚片的願望？

「他後來有吃到生魚片嗎？」我問。

「有啊，他什麼鬼都吃啊，」劉奕沒有任何不敬，反而是眼神澄澈地笑著說。我這時候才發現，印象中總是戴著口罩的他，這次沒有戴口罩。

「那時候他們團隊的住院醫師就很好奇，那個東西到底跑去哪裡了，還幫他做了電腦斷層，他都沒有拉出來。做電腦斷層就發現一個超級大的胃，幾乎占了整個肚子都是，一般人早就受不了了，肚子脹成這樣。反正後來就是因為那個東西破掉了。」劉奕回憶。「他是撐死的，對。」

「撐死？」這答案已經超出我的理解範圍，我知道惡性腸阻塞有很多病人是被自己吐出的糞便嗆死，但撐死我真的沒聽過。我驚訝得說不出其他話，乾笑了幾聲。

「他也願意這樣啊，他是這樣死掉的，真的很誇張，但他的確達成了他的願望，後來他也接受了自己的病。」

「而且你看到他的電腦斷層，應該會覺得他可能什麼東西都吃不下去才對，」劉奕感慨地說，「所以我覺得人真的是很特別的生物，會有一些意想不到的事情。」

生魚片老爹從一開始的不接受，懷抱著一絲治癒的希望進入安寧病房，到希望可以吃一頓生魚片大餐，最後接受自己的病況，選擇安寧居家，然後因為吃太多東西而撐死，他用自己的方式體現安寧療護對於心理需求的照顧，瀟灑地離開。換作是一般病房，怎麼可能讓他不斷吃東西呢？

而七月二十八日的上午和晚上，我又結實地上了一堂安寧療護的總複習，從王少華、安得烈、喬妹到生魚片老爹和今晚的歌手們，他們都是我的老師。我沒有打擾正在忙著整理場地的蔡孟儒，從「小地方」走出來，氣溫又比剛來的時候涼了一些，地面很明亮，我抬頭發現，皎潔的滿月懸掛在天空，平靜而安詳。

長路的盡頭

十二月的時候，喬妹等了好久的免疫治療CAR—T，在衛福部的《特定醫療技術檢查檢驗醫療儀器施行或使用管理辦法》二〇一八年九月六日上路後，終於可以正式啟動。十二月走完必要的行政程序後，準備在今年一月開始進行治療。這幾個月的時間，雖然喬妹的狀況起起伏伏，但曾世媛和蘇錫佳仍然帶著喬妹和家人到處玩，不讓喬妹的時間留下一絲空白。

許明秀則是在工廠和倉庫兩頭不斷地忙碌，雖然暫時還無法面對安得烈的離去，但我相信，信仰和親情可以讓她延續安得烈做公益的心願，並且帶著回憶，讓自己和兩個子女好好地活著。

去年十一月，當我結束監察委員江綺雯的訪談，離去之前的空檔，我們開始閒聊，她和我分享了一本新書，裡頭談到面對死亡的態度。

「這是靈修大師盧雲寫的，他就寫得很好，」江綺雯微笑地翻著書，然後指著其中一頁的段落念著：「死亡是否真的是既可怕又荒謬，我們最好不要去思考或談論它？死亡是否真的是生命裡不受歡迎的部分，最好把它當作彷彿不存在？死亡是否是所有思想和行動終極的盡頭，致使我們無法面對它？

然而，我們有沒有可能逐漸地與死亡為友，對它保持開放，相信沒有什麼是需要害怕的？有沒有可能用父母在預備我們降生時的那種專注，同樣預備我們的死亡？我們能否等待自己的死亡，就像等待一個朋友，正熱誠地歡迎我們歸家？」

「盧雲的書你可以買。」江綺雯笑著對我說。

一九九六年逝世的盧雲（Henri Nouwen）是一位靈修作家，雖然我並不了解靈修，也不像江綺雯一樣，是位虔誠的天主教徒，但這段話卻深深觸動了我。盧雲一連用了六個疑問句表達他對死亡的看法，像是智者溫暖的叮嚀，而不是質疑。我不禁想起這一年多來所認識的那一個個不得已的鬥士，不管他們生的是怎樣威脅生命的重症，不管生病的時候有多麼不甘心、不甘願、不得已，這些不得已起來須和疾病、死亡同行的鬥士們，無論他們自己，或身旁的家屬、醫護人員與志工們，都在用他們的生命實踐安寧療護。

一路以來，沿途生命的繁花盛開陪伴，路的盡頭在何方，似乎也不是那麼重要了。

特別感謝（依時間序列）：

臺北榮民總醫院副院長 黃信彰
臺北榮民總醫院大德病房護理長 陳小妮
臺大醫院麻醉部醫師 吳蔓苓
臺大醫院家庭醫學部醫師 郭蕾旻
臺大醫院家庭醫學部總醫師 邱鏡銘
臺大醫院家庭醫學部醫師 黃譯萱
羅東聖母醫院聖家民病房護理長 林春蘭
臺灣香氣行者照護學會芳療照護師志工群
臺北醫學院附設醫院
新光醫院安寧病房、社會課
東海大學資源教室諮商心理師 吳惠慈
彰化基督教醫院護理師、中臺科技大學兼任講師 梅慧敏
華人創傷知情推廣團隊召集人、諮商心理學博士 胡嘉琪

林口南勢國小校長、特教組教師

林口南勢國小第一〇七年度四年三班全體同學、導師徐偉哲

新北市私立永錡幼兒園

立法委員 陳靜敏

專業審查：

大心診所院長、耳鼻喉科專科醫師 陳長朋

國立東華大學諮商與臨床心理學系副教授 周育如

人文

不得已的鬥士——台灣安寧緩和醫療第一線紀實

作　　者—吳承紘／關鍵評論網
發 行 人—王春申
總 編 輯—李進文
編輯指導—林明昌
主　　編—邱靖絨
校　　對—楊蕙苓
封面設計—羅心梅
內頁設計—菩薩蠻電腦科技有限公司

業務組長—陳召祐
行銷組長—張傑凱
出版發行—臺灣商務印書館股份有限公司
23141 新北市新店區民權路 108-3 號 5 樓（同門市地址）
電話：(02)8667-3712　傳真：(02)8667-3709
讀者服務專線：0800056196
郵撥：0000165-1
E-mail：ecptw@cptw.com.tw
網路書店網址：www.cptw.com.tw
Facebook：facebook.com.tw/ecptw

「不得已的鬥士」專題／關鍵評論網：
文　　字—吳承紘
攝　　影—吳承紘
網站設計—朱正元（網站版本的插畫後製）、褚勵穎
插　　畫—高嘉宏
影片編導製作—程兆芸
核稿編輯—楊士範

局版北市業字第 993 號
初版一刷：2019 年 7 月
印刷：禹利電子分色有限公司
定價：新台幣 380 元

法律顧問—何一芃律師事務所

國家圖書館出版品預行編目(CIP)資料

不得已的鬥士：台灣安寧緩和醫療第一線紀實 / 吳承紘, 關鍵評論網作 . -- 初版 . -- 新北市 : 臺灣商務 , 2019.07
面；　公分 . --（人文）
ISBN 978-957-05-3218-0（平裝）

1. 安寧照護 2. 緩和醫療照護 3. 生命終期照護

419.825　　108009498